EMBARAZO, PARTO Y LACTANCIA DEL BEBÉ

EMBARAZO, PARTO Y LACTANCIA DEL BEBÉ

EQUIPO DE CIENCIAS MÉDICAS DVE

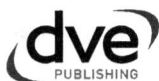

dve
PUBLISHING

A pesar de haber puesto el máximo cuidado en la redacción de esta obra, el autor o el editor no pueden en modo alguno responsabilizarse por las informaciones (fórmulas, recetas, técnicas, etc.) vertidas en el texto. Se aconseja, en el caso de problemas específicos —a menudo únicos— de cada lector en particular, que se consulte con una persona cualificada para obtener las informaciones más completas, más exactas y lo más actualizadas posible. EDITORIAL DE VECCHI, S. A. U.

Índice

Principios de Anatomía

Los órganos genitales femeninos están representados esencialmente por los ovarios, las trompas, el útero y la vagina.

El ovario produce el elemento sexual femenino llamado óvulo, que penetra en la trompa y llega, de este modo, hasta la cavidad uterina. Aquí el óvulo, si es fecundado, se desarrolla durante los nueve meses del embarazo, o por el contrario es expulsado con el flujo menstrual a través de la vagina, si no ha sido fecundado.

El ovario

El ovario es la glándula genital femenina. En las primeras fases del desarrollo embrionario, el ovario se encuentra a ambos lados de la columna vertebral lumbar, pero al tercer mes de la vida intrauterina desciende y encuentra su lugar definitivo en la cavidad pélvica. Esta glándula tiene una doble actividad funcional: en primer lugar reproductiva, en cuanto produce la célula huevo, y en segundo lugar endocrina, ya que es capaz de secretar hormonas. Las hormonas producidas por el ovario son: los estrógenos y la progesterona.

El ovario está situado por delante del recto y por detrás y debajo de las trompas de Falopio, a las que está unido, así como al útero por medio de ligamentos. Existen dos ovarios, uno a cada lado del útero, aunque a veces pueden encontrarse en un número superior. Cuando faltan ambos ovarios (agenesia), la esterilidad es definitiva, aunque en la actualidad se puede superar mediante la fecundación *in vitro*.

El ovario no es un órgano completamente fijo, ya que puede desplazarse bajo la influencia de los movimientos de las asas intestinales, y también por los cambios de volumen de la vejiga. Durante el embarazo es también desplazado hacia arriba, debido al aumento del tamaño del útero. Asimismo, el ovario puede adherirse a los órganos vecinos a consecuencia de procesos inflamatorios, lo cual condiciona alteraciones de posición y funcionalismo, que pueden llegar a ser incluso causa de esterilidad.

El ovario puede encontrarse en asientos anormales por causas congénitas. Tanto en este caso como en el precedente los óvulos caerán en la cavidad abdominal, no pudiendo, por consiguiente, penetrar en la trompa. Cuando esta mala posición es bilateral produce esterilidad.

La forma del ovario es como la de una almendra y en la mujer adulta tiene una longitud de 3 a 5 cm y una anchura de 3 a 4 cm, pero estas dimensiones cambian con el ciclo menstrual, con la menopausia y durante el embarazo.

La superficie externa, en la niña, es lisa, mientras que con el transcurso de la vida genital de la mujer se vuelve irregular debido a la formación de pequeñas cicatrices, de cuyo significado hablaremos más adelante.

Las trompas de Falopio

Las trompas son dos conductos que tienen la misión de transportar el óvulo a la cavidad uterina. Van, por tanto, desde el ovario hasta el útero. En la mujer adulta tiene una longitud de 10 a 12 cm. Cada trompa presenta dos aberturas: una, cerca del ovario y que recibe el nombre de *porción ampular*, y otra, que se abre en el interior de la cavidad uterina. La trayectoria de las trompas no es rectilínea, ya que describen una especie de asa.

Las trompas se dividen en cuatro partes:

1.ª una parte intramural o intrauterina, que se encuentra en el espesor de la pared uterina. El orificio de salida del útero es pequeñísimo; mide la décima parte de un milímetro;

2.ª la parte ístmica, que tiene una dirección rectilínea;

3.ª la parte ampular, que es la porción más larga de la trompa, es flexible, de grosor irregular y paredes muy delgadas;

4.ª la parte infundibular, que tiene la forma de un embudo ancho de contornos irregulares. Termina con numerosos y pequeños recortes llamados *fimbrias*. A través de la porción ampular el óvulo pasa al istmo, después a la parte intramural y finalmente al útero.

La superficie interna de las trompas es muy irregular, debido a que la mucosa presenta una serie de prolongaciones papilares, con la misión de regular la marcha del óvulo y del espermatozoide para facilitar de este modo la fecundación.

El útero

El útero es un órgano cóncavo de paredes muy gruesas y contráctiles, constituidas por tejido muscular. Este órgano está destinado a servir de alojamiento al huevo fecundado, y también está destinado a expulsarlo al finalizar el embarazo. Está situado en la parte media e inferior del abdomen entre la vejiga, que está situada por delante, y el recto que está detrás.

Debido a la íntima relación entre el útero y la vejiga, este puede provocar compresiones, originando molestias sobre todo durante el embarazo, de las cuales la más frecuente suele ser la que provoca la cistitis.

La forma del útero se ha comparado a la de una pera aplanada por delante y por detrás, y para su estudio se le divide en tres partes: el cuerpo, el istmo y el cuello.

La longitud del útero de una mujer que no ha tenido hijos es de unos 7 cm, y aumenta en 1 cm en las mujeres que han dado a luz. Durante la gestación el útero aumenta sensiblemente sus dimensiones para poder contener el feto; en el noveno mes, su longitud llega a los 50 cm y su peso es de alrededor de 1 kg.

El útero presenta una pared que se divide en tres capas, que de dentro a fuera son:

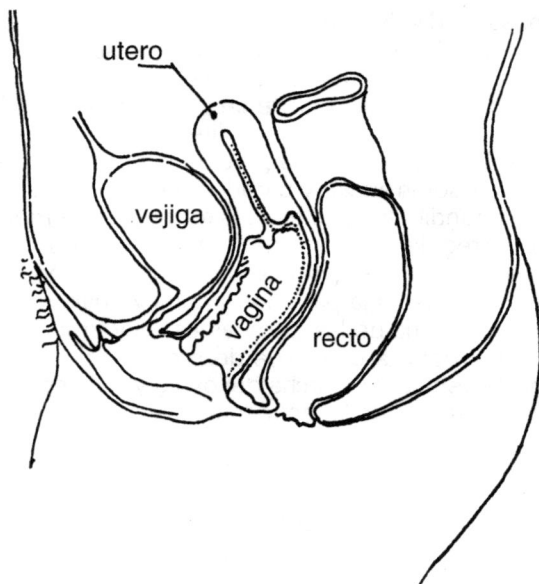

Aparato genital femenino

1.ª una capa mucosa;
2.ª una capa muscular;
3.ª una capa externa muy fina llamada *serosa* que lo recubre.

La mucosa del útero (el primero de los estratos mencionados) experimenta cada 28 días modificaciones que describiremos cuando tratemos el ciclo uterino.

La vagina

La vagina es un conducto músculo-membranoso que forma parte de la continuación del canal cervical del útero y que se extiende desde el útero hasta los órganos genitales externos.

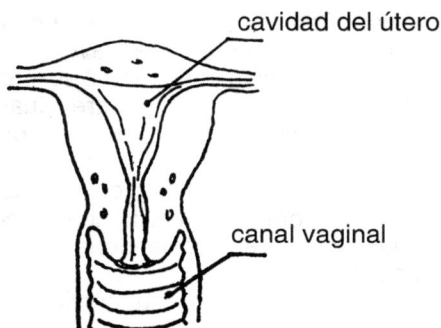

cavidad del útero

canal vaginal

Sección del útero y de la vagina

La vagina es el órgano de acoplamiento sexual de la mujer, sirve como lugar de salida del flujo menstrual y del feto en el momento del parto.

La longitud de la vagina es de unos 7 cm, aunque alguna puede llegar a los 11 o 12 cm, y por el contrario otras ser más cortas, de unos 4 cm. Las vaginas cortas son causa frecuente de esterilidad, ya que el esperma masculino en lugar de ir hacia el útero, es desviado, debido a la particular formación de esta vagina, hacia el arco posterior, que es una especie de embudo de la pared vaginal, impidiendo de este modo la fecundación del óvulo. Las vaginas pequeñas tienen además una segunda consecuencia, que es la de hacer difíciles y dolorosas las relaciones sexuales.

Las paredes vaginales tienen la característica de ser muy elásticas y, por lo tanto, fácilmente extensibles. Dicha característica adquiere gran importancia en el momento del parto y para todas las exploraciones obstétricas y ginecológicas que requieren la introducción en la vagina de instrumentos voluminosos, como por ejemplo, el espéculo o los dedos del ginecólogo.

La cara anterior de la vagina está en relación con la base de la vejiga y con la uretra. La superficie interna de la vagina presenta en sus paredes una serie de pliegues que son muy evidentes en la recién nacida y en las jóvenes, mientras que se hacen menos evidentes en las mujeres después de los partos y del mantenimiento de relaciones sexuales. La extremidad inferior de la vagina está constituida por el orificio vulvovaginal, que en la mujer virgen pre-

13

senta el himen. Este es una especie de diafragma membranoso que posee un pequeño orificio a través del cual pasa la sangre menstrual. Algunas veces el himen no está perforado impidiendo, por consiguiente, la salida de la sangre. Cuando se presenta esta eventualidad, es necesario practicar una pequeña incisión sobre el himen no perforado.

La forma más frecuente del himen es la semicircular o la anular. A veces está biperforado, o sea, tiene dos pequeñas aberturas, y también a veces puede ser franjeado, es decir, con una abertura de bordes irregulares.

El himen está constituido por un repliegue de la mucosa de grosor variable.

En la desfloración, el himen se rompe más o menos extensamente y después del parto sólo quedan algunos residuos, que toman el nombre de *carúnculas himenales o mirtiformes*.

Los genitales externos

Los genitales externos de la mujer comprenden las siguientes entidades anatómicas:

1.ª El monte de venus: situado encima del pubis y constituido por una masa adiposa recubierta de piel y de una disposición pilífera característica.

2.ª Los grandes labios: son dos repliegues cutáneos que se unen en la parte alta terminando en la base del monte de venus. Se dirigen hacia abajo describiendo un semicírculo y reuniéndose posteriormente. Están formados por piel pigmentada sobre la que se implantan pelos. En el interior de estos labios se encuentran glándulas sebáceas y sudoríparas.

3.ª Los pequeños labios: también llamados *ninfas*. Son dos repliegues cutáneos orientados como los grandes labios y situados igual que estos. Tienen una longitud de 30 a 35 mm y una anchura de 10 a 15 mm. En la cara interna de los pequeños labios, y en relación con el himen, aparece el conducto excretor de las glándulas de Bartolino. Estos se desdoblan en la parte de arriba y se insertan tanto por encima del clítoris formando el capuchón, como por debajo de este formando entonces el frenillo. Los pequeños labios contienen también numerosas glándulas sebáceas que producen una sustancia blancuzca, a menudo untuosa, llamada *esmegma clitorídeo.*

4.ª El clítoris: es el órgano eréctil de la mujer, situado en la línea media hacia arriba y por dentro de los grandes labios. Está constituido por una parte oculta y otra visible, esta última recubierta por el prepucio. El clitoris tiene una gran sensibilidad.

5.ª El vestíbulo: es un espacio triangular delimitado a los lados por los pequeños labios y delante del clítoris. En la parte posterior se encuentra el orificio de la uretra.

6.ª El meato uretral o urinario: situado 2 o 3 cm por debajo del clítoris, y rodeado por pequeños conductos llamados *conductos parauretrales de Skene.* Estos pequeños conductos tienen gran importancia ya que en ellos anida frecuentemente el gonococo, germen que determina la enfermedad venérea conocida con el nombre de *blenorragia* o *gonorrea.*

7.ª Las glándulas de Bartolino: son dos glándulas situadas lateralmente al orificio inferior de la vagina. Estas glándulas aumentan el volumen en la pubertad, mientras que se atrofian en la vejez. Presentan forma ovoide; son de 1 cm de anchura y de 2 cm de longitud. Recuerdan la forma de un guisante o la de una almendra. Segregan un líquido viscoso. El canal secretor tiene un pequeñísimo orificio difícilmente visible. Pero cuando la glándula está inflamada, como en la blenorragia, el orificio se presenta rodeado por una zona de color rojo oscuro que lo hace fácilmente visible. Apretando esta glándula entre dos dedos, se verá en este caso surgir un pus verdoso que después de una investigación microscóspica se revelará abundante en gonococos.

Fisiología de la mujer

Sabemos ya que las glándulas genitales de la mujer están constituidas por ovarios, en los cuales existen los folículos en número de unos 400.000. De estos folículos primitivos, constituidos por una célula huevo rodeada por un ligero epitelio, sólo una pequeña parte llegará al proceso de maduración (400 o 500).

La maduración de los folículos

El proceso de maduración de los folículos se efectúa en el período de la vida que toma el nombre de *edad fecunda* y que va desde la pubertad hasta la menopausia. El folículo primitivo, gracias a una multiplicación de las células epiteliales, se transforma en folículo secundario. Este último se desplaza hacia la superficie del ovario llenándose de un líquido claro *liquor folliculi*. Cuando ha adquirido un tamaño de 1 cm, el folículo ya está maduro y el huevo que contiene, aumentado unas 40 veces, está dispuesto para ser fecundado.

En este momento el folículo, que se abomba en la superficie ovárica, estalla, proyectando el huevo, con la corona de células que lo rodea, en la cavidad peritoneal; a partir de este momento el huevo será captado por la trompa, que recorrerá en unos 7 días.

Es generalmente en la trompa donde se produce la fecundación y desde donde será expulsado seguidamente por el útero, si el huevo no queda fecundado. La parte del folículo que ha quedado en el ovario experimenta un proceso de proliferación y de organización que lleva a la formación del conocido cuerpo amarillo o cuerpo lúteo, que actúa como una glándula de secreción interna. Si no se ha producido la fecundación, el cuerpo amarillo disminuye al final del ciclo menstrual; de otro modo, sigue funcionando durante los primeros cinco meses del embarazo. Después de la regresión el cuerpo lúteo se transforma en una cicatriz blancuzca. El conjunto de cicatrices de este tipo, llamadas *cuerpos albicantes*, da al ovario el aspecto rugoso característico de las mujeres adultas.

La produción de hormonas

Paralelamente a la maduración de los folículos en el ovario, se produce un conjunto de modificaciones a cargo de todo el aparato genital femenino, y sobre todo de la mucosa uterina. Este ciclo menstrual está influenciado directamente por la producción del folículo y del cuerpo lúteo de dos importantes grupos de hormonas: los estrógenos y la progesterona.

Los estrógenos son producidos por las células del folículo y están presentes durante todo el ciclo. La progesterona es producida por el cuerpo lúteo en la segunda fase de este período. El ciclo menstrual completo dura generalmente 28 días. Los estrógenos circulantes van aumentando al inicio de la menstruación y llegan al máximo en el decimocuarto día, que es cuando estalla el folículo.

Paralelamente a la producción de estrógenos, la mucosa uterina, que se había descamado completamente durante la menstruación, inicia un proceso de regeneración y de proliferación, y las glándulas se multiplican y alargan. Después del estallido del folículo hay una ligera disminución del número de estrógenos circulantes, empezando a producirse progesterona llamada *hormona de la maternidad* por el cuerpo lúteo que se ha formado. Actúa sobre la mucosa preparada por los estrógenos, hipertrofiándola y dando lugar a la secreción de las glándulas para que de este modo la cavidad uterina esté preparada para acoger y nutrir el óvulo fecundado. Si el óvulo no queda anidado en la mucosa uterina, el cuerpo lúteo entra en regresión y cesa la producción de progesterona. La mucosa uterina va, por lo tanto, a experimentar fenómenos de necrosis, siendo expulsada junto con una pequeña cantidad de sangre que constituye el flujo menstrual.

El flujo o pérdida menstrual tiene una duración que varía entre los 3 y los 6 días. En cada ciclo menstrual, normalmente, estalla un solo folículo, pero algunas veces pueden hacerlo 2 o más.

Al igual que sucede en el útero, durante el ciclo menstrual, se observan también una serie de modificaciones que afectan tanto al canal cervical como a la vagina. La mucosidad que segrega el canal cervical se hace más fluida en el momento de la ovulación y este fenómeno puede ser considerado como señal indirecta de la puesta ovular u ovulación. Las células de la vagina se modifican durante el ciclo, y el estudio de estas modificaciones pueden informarnos constantemente acerca del estado hormonal funcional de la mujer.

La fecundación

Si en nuestros días tenemos ocasión de leer las interpretaciones que en la Antigüedad se solían hacer sobre el misterio de la generación, no podremos evitar sonreír ante tanta ingenuidad. Cuando leemos que se creía que en la acción de los alimentos, en el influjo de los astros, en las corrientes de aire y en la luna, se encontraban las claves del mecanismo de la fecundación, nos damos cuenta de la semejanza existente entre estas creencias y la de las hojas de la col o de la cigüeña con su preciosa carga, tan transmitida todavía hoy a los los niños actuales. De todos modos, el acto de la concepción sigue siendo todavía un misterio, y se comprende que fácilmente excite la fantasía de la gente.

Las primeras interpretaciones

El mismo Aristóteles consideraba que el producto de la concepción era fruto de la unión del esperma masculino con la sangre menstrual de la mujer. Tampoco era menor en la Edad Media esta ingenuidad; los estudiosos de este tiempo creían que el ovario de la primera mujer, Eva, contenía dentro de él los huevos de las futuras generaciones y que se mantenían cerrados unos sobre otros a la manera de las cajas chinas.

No fue hasta el año 1600 cuando Regnier de Graaf afirmó que «los testículos femeninos», como llamaban a los ovarios, producían los óvulos y se tuvo que esperar hasta llegar al año 1854 para descubrir el mecanismo de la fecundación. Fue entonces cuando el microscopio reveló lo que la fantasía y la mente no habían intuido: la penetración del espermatozoide en el huevo.

Entonces se iniciaron algunos estudios que dieron lugar a los conocimientos actuales sobre el mecanismo de la fecundación. Se llegó de este modo a establecer que la vida del nuevo ser nace de la unión del óvulo (de lo que ya hablamos en el capítulo de fisiología del aparato genital femenino) con el gameto masculino representado por el espermatozoide.

El óvulo, separándose del ovario por el estallido del folículo de Graaf, cae libremente en el peritoneo, para ir a parar a la trompa empujado por el movimiento de las pestañas vibrátiles del epitelio de la trompa y por los movimientos de la musculatura de la misma trompa, llegando finalmente a la cavidad uterina. Es durante este trayecto cuando el óvulo podría encontrarse con el espermatozoide quedando fecundado por este.

El líquido seminal

Antes de profundizar en este encuentro, gracias al cual se realiza el milagro de la vida, es aconsejable decir algo sobre el espermatozoide y su producción.

En las relaciones sexuales, los testículos (que representan las glándulas sexuales masculinas) segregan líquido seminal, conocido por esperma. Este humor fecundante está constituido por un líquido brillante y denso, de color blanco y de aspecto ligeramente opalescente. Es característico su olor penetrante, que le es conferido por la secreción de las glándulas seminales de la próstata y por otras glándulas accesorias situadas junto al conducto uretral, y que vierten en su interior el contenido de ellas.

La expulsión de este líquido seminal (eyaculación) se efectúa gracias a una serie de contracciones ondulatorias del conducto genital. Este acto es acompañado por una fuerte sensación de placer.

En este líquido nadan alrededor de 200 millones de espermatozoides. Observados con el microscopio, los espermatozoides aparecen como renacuajos deslizándose en la superficie de un agua estancada. Podemos distinguir tres partes en la constitución del espermatozoide:

1.ª La cabeza, con una prolongación anterior puntiaguda, llamada *perforatium* y que, como su nombre indica, es un aparato que hace posible la penetración del espermatozoide en el huevo y, como consecuencia, la fecundación del mismo.

2.ª El cuello, cuya longitud es de pocas milésimas de milímetro.

3.ª La cola, que es la parte más larga, ya que su longitud llega a los 50 o 70 micrones (un micrón es igual a la milésima parte de un milímetro). La cola del espermatozoide está dotada de movimientos ondulatorios capaces de asegurar la progresión del espermatozoide. Mediante movimientos laterales de la cola, el espermatozoide puede efectuar desplazamientos laterales gracias a los cuales puede mantener la dirección requerida.

Estos movimientos, perfectamente visibles en el microscopio, permiten al espermatozoide efectuar el recorrido de unos 25 cm que lo separan de su meta, que es la célula huevo.

Si se piensa en las exiguas dimensiones de los espermatozoides, nos parecerá enorme la distancia que estos pequeños elementos tienen que recorrer para entrar en contacto con el huevo y fecundarlo.

Las dimensiones de la célula masculina nos llevan a otra consideración, que es la siguiente: si la célula huevo es la más grande del cuerpo humano (0,2 mm), el espermatozoide es, sin lugar a dudas, la más pequeña de las células presentes en nuestro cuerpo.

De los 200 o 250 millones de espermatozoides que contiene normalmente el líquido seminal de una sola eyaculación, uno y solamente uno tiene derecho a fecundar el huevo. «Nuestra vida, por lo tanto, empieza con un acontecimiento deportivo y una carrera», como dice Fritz Kahn en su descripción de la fecundación; y dice aún: «Para la procreación de una persona, millones de espermatozoides se presentan en el camino de la vida, se lanzan y luchan por la primacía en una carrera continua de unas 8 horas, cuya meta es la célula huevo. Aquel que entre los 200 millones de espermatozoides llegue primero a alcanzar el huevo y lo fecunde obtiene el premio, el gran premio de la vida. Todos los otros están destinados a morir. En efecto, cuando el primer espermatozoide ha penetrado en el huevo, este se rodea de una débil película, los pequeñísimos poros se cierran y todos los espermatozoides restantes quedan fuera, ante la puerta cerrada, revoloteando hasta que, exhaustos, mueren.»

Esta acertada descripción del encuentro entre el espermatozoide y el huevo nos ayuda a comprender debidamente el mecanismo de la fecundación. Por lo tanto, sólo un espermatozoide de los existentes en el líquido seminal podrá fecundar el huevo y será el que consiga vencer la fuerza de la gravedad, los movimientos contrarios de las pestañas vibrátiles del epitelio en la trompa que tienden a hacer adelantar el huevo.

Una vez dentro del óvulo, la cabeza del espermatozoide (núcleo del gameto masculino) se desplaza hacia el núcleo de la célula huevo hasta que queda unida a él. El milagro de la vida está por realizarse. Se forma la primera célula embrional, llamada *cigoto* y se efectúa el proceso de la fecundación.

La herencia genética

En este momento se plasma nuestro carácter y se crea la propia personalidad. En efecto, el núcleo del gameto es la formación portadora de los caracteres físicos y psíquicos del padre, y el núcleo de la célula huevo es la formación portadora de los caracteres físicos y psíquicos de la madre. Estos caracteres, transmisibles según las leyes de genética, se encuentran en los cromosomas, los cuales tienen una estructura nucleoproteica. El número de cromosomas en todas las células somáticas y en las sexuales es siempre constante e igual a 48.

Pero cuando las células sexuales masculinas y femeninas se unen, iniciando el proceso de la fecundación, el número de cromosomas de cada una de ellas queda reducido a la mitad (24), para que de este modo el huevo fecundado pueda tener 48.

En la especie humana se han identificado los cromosomas portadores de caracteres sexuales: Cromosomas X y X en la mujer; cromosomas X e Y en el hombre.

El cromosoma Y existe tan sólo en el hombre. De este se deduce que el óvulo maduro libre tendrá 23 cromosomas más 1, que es el cromosoma X; mientras que el espermatozoide tendrá 23 cromosomas más 1, que es el cromosoma X, o bien 23 cromosomas más 1, que es el Y.

En la formación de la primera célula embrional, o cigoto, podremos tener varias posibilidades, según la descripción que ofrecemos a continuación:

Óvulo	Espermatozoide	Célula fecundada
23 cromosomas +X	23 cromosomas +Y	46 cromosomas +X +Y (sexo m.)
23 cromosomas +X	23 cromosomas +X	46 cromosomas +X+X (sexo f.)

Por lo tanto, la determinación del sexo depende tan sólo del padre. Pero digamos, para finalizar, que al cromosoma están ligadas otras cualidades hereditarias, además del sexo. Por ejemplo, el daltonismo y la hemofilia, enfermedades que aparecen en el hombre. Hablamos en tal caso de cualidades ligadas al sexo.

Períodos fecundos e infecundos

De lo que hemos expuesto sobre la fisiología del aparato genital femenino resulta evidente que una mujer en edad fecunda pasa por períodos fisiológicos en los que es imposible la concepción. A diferencia de muchos animales inferiores, en la especie humana la cohabitación sexual está permitida y es deseada en todos los momentos del ciclo menstrual. No existen para el hombre, ser dotado de inteligencia, las restricciones impuestas por la naturaleza, que hacen que los animales se unan tan sólo en los períodos de celo.

En muchos animales la misma ovulación está determinada por la cohabitación sexual.

El período fértil

Aun siendo válido el concepto según el cual también para la especie humana la relación sexual y la satisfacción que deriva, tiene como meta la procreación, el hombre puede gozar de esta relación sin que por esto tenga que sobrevenir la fecundación.

Hace ya mucho tiempo que se sabe que algunos períodos son

más favorables que otros para la fecundación, pero sólo ahora nos ha sido posible calcular con la necesaria precisión los días durante los cuales puede producirse la fecundación.

La ciencia ha permitido, por lo tanto, que se pueda evitar con un método perfectamente natural, en este caso, la creación de una nueva vida. No es de nuestra incumbencia afrontar el problema moral de la continencia periódica. Diremos sólo que estos conocimientos nos pueden servir para dos fines: favorecer la procreación mediante la cohabitación durante el período fecundo y evitar el embarazo a base de abstenerse de mantener relaciones sexuales durante ese período, si no se desean utilizar otros productos químico-farmacéuticos que eviten la fecundación.

En 1930, el japonés Ogino estableció una relación entre el período menstrual y la ovulación, concluyendo que la menstruación se presenta 12 a 16 días después de la puesta del óvulo. Del estudio sobre la duración de los ciclos menstruales, a partir del primer día de la menstruación, se puede establecer con bastante exactitud la fecha que tiene lugar la ovulación.

Sabemos que el poder fecundante de los espermatozoides dura alrededor de 30 horas, o hasta 48 como máximo. Conociendo la duración del ciclo menstrual de una mujer (esta duración debe ser estudiada con numerosas y precisas observaciones), podremos establecer el período de ovulación. Durante este período y en las 30 horas precedentes y siguientes existe el peligro de fecundación, mientras que durante los restantes días del ciclo es improbable que esto pueda suceder.

Los estudios de Ogino, de Knaus y de algunos otros especialistas han permitido caracterizar los períodos fecundos, el período preovulatorio (posmenstrual) y el período postovulatorio (premenstrual).

El período menstrual es siempre infecundo. Cuanto más largo sea el ciclo menstrual, tanto mayores serán los períodos fecundos.

Considerando que el ciclo menstrual puede presentar notables variaciones de duración en una misma mujer, en relación y debido a numerosas causas, podemos decir que existen 3 períodos diferentes.

1.º Un período fijo siempre de 11 días, infecundo, que corresponde a la fase premenstrual.

2.º Un período de concepción de 8 días de duración, durante los cuales se encuentran los días fecundos.

3.º Un período menstrual y posmenstrual también infecundo y variable en relación a las variaciones del ciclo.

Estudios más recientes han demostrado que en las mujeres de edad fecunda es posible notar una variación de la temperatura corpórea relacionada con la menstruación y debida a influencias de carácter hormonal.

Del estudio sobre las curvas de la temperatura corpórea medida por vía rectal se observa claramente que de 16 a 12 días antes de que se inicie la menstruación, la temperatura sube a un nivel más alto, e inmediatamente antes del inicio de la menstruación la temperatura desciende rápidamente al nivel inicial.

La medida de la temperatura constituye un método poco seguro para reducir los períodos de continencia, aunque la determinación de la temperatura nos permita evidenciar el momento de la ovulación.

El síndrome de la ovulación

En el período de la ovulación aparecen diversos fenómenos que, si bien difieren en su intensidad en cada mujer, presentan las mismas características de manera uniforme durante cada ovulación. El conjunto de estos fenómenos toma el nombre de *síndrome ovulatorio*.

Este síndrome está caracterizado por:

• Fenómenos genitales, que la mayoría de las veces se manifiestan con una mayor fluidez de la mucosidad cervical y con la cristalización en hoja de helecho causada por la variación de la secreción del canal cervical. Algunas veces, coincidiendo con la ovulación, se tiene una pérdida de secreciones rosadas o incluso sanguíneas, debidas a una cogestión cervical, que algunas veces se asemeja a una verdadera menstruación. Otras mujeres tienen un dolor ovulatorio producido por el aparato genital; este dolor se manifiesta en forma de punzadas o presiones que pueden prolongarse durante varios días.

• Fenómenos psíquicos, que se manifiestan con un aumento del deseo sexual y con variaciones de humor que puede manifestarse deprimido, irritado o más vivaz.

• Fenómenos gastrointestinales, que se pueden manifestar con náuseas, vómitos y meteorismo.

• Fenómenos generales, que se manifiestan con cefalea, modificación de la tensión en las glándulas mamarias, que pueden sentirse con dolor al tocarlas, como consecuencia del aumento de las hormonas del cuerpo lúteo.

El conocimiento de los fenómenos individuales, que caracterizan el período ovulatorio es muy importante para la aplicación del método de la continencia periódica, pero sobre todo es de fundamental importancia medir con exactitud y regularidad, las variaciones de la temperatura corporal. Por consiguiente, creemos oportuno explicar la práctica de la aplicación del método indicado.

Control de la temperatura

Es necesario proveerse de una hoja de papel cuadriculado y de un buen termómetro clínico. La temperatura debe tomarse siempre a la misma hora, preferentemente al despertarse, antes de levantarse de la cama.

El mejor método consiste en tomar la temperatura rectal, manteniendo el termómetro en el ano durante 3 minutos por lo menos; se puede también tomar la temperatura oral manteniendo el termómetro en la boca cerrada, debajo de la lengua, durante 5 minutos como mínimo, pero no es conveniente variar el modo de aplicación del termómetro y la hora en que se mide la temperatura. La temperatura observada tiene que marcarse con un punto en el lugar adecuado del papel cuadriculado.

Una vez conocida la duración mínima del ciclo menstrual, debe iniciarse la medición 20 días antes del inicio de la menstruación siguiente. Es inútil medir la temperatura en los días de menstruación y en los primeros días posteriores. En el período fecundo, la temperatura se mide cada día y se señala en una hoja de papel cuadriculado.

Es aconsejable, para determinar el final del período de continencia, utilizar determinadas cuadrículas indicadoras que permiten dividir a simple vista el período preovulatorio, caracterizado por una temperatura inferior a 37 °C, del período ovulatorio y postovulatorio, en el que la temperatura se mantiene estable, por encima de 37 °C durante por lo menos tres determinaciones sucesivas, nivel nunca igualado en la fase precedente. Esta fase corresponde a la ovulación. Si en el noveno día de continencia no existe aún el aumento de la temperatura propia de la ovulación, debe continuarse la continencia.

Este método puede parecer complicado y de hecho requiere una notable dosis de autodisciplina y de atención.

El desarrollo del embrión

Hemos visto que es en la trompa donde se efectúa el proceso de fecundación. Pero el óvulo fecundado no se detiene en la trompa, sino que prosigue su camino hasta llegar a la cavidad uterina. Durante este viaje se inicia el proceso de formación del embrión: la célula huevo fecundada se divide a su vez en dos partes, y así sucesivamente. Se consigue de este modo la formación de un grupo de células hijas, de forma vagamente esférica, que recibe el nombre de *mórula*, debido a la semejanza que presenta su aspecto con el de una mora.

En el centro de esta masa de células se forma poco a poco una cavidad de segmentación, mientras las células emigran hacia la periferia. Del estado de mórula hemos pasado por consiguiente a otro estado conocido como *blástula*. Finaliza con este proceso la segmentación de la célula huevo fecundada. Después de esto, la mitad de la blástula se invagina en la otra mitad, y el embrión toma forma de una copa de doble pared. El pliegue externo es llamado *ectodermo* y el interno *endodermo*. Se ha verificado el proceso conocido por gastrulación pasando, por lo tanto, del estado de blástula a otro conocido como *gástrula*.

Dejando de lado algunas particularidades de este proceso que no interesarían al lector, diremos que se llega finalmente a un estado de embrión constituido por un pequeño pliegue externo (ectodermo), por uno interno (endodermo) y por un doble pliegue intermedio (mesodermo).

En el ulterior desarrollo del embrión, del ectodermo tienen sus orígenes: la epidermis, el tejido nervioso, los epitelios sensoriales, y los epitelios de las partes anterior y posterior del canal digestivo. Del endodermo, en cambio, tienen sus orígenes: los epitelios de la parte intermedia del canal digestivo y las glándulas anexas. Y, en fin, del mesodermo: el tejido muscular, el conectivo, los cartílagos y los huesos, la sangre y los endotelios del corazón y de los vasos, los epitelios renales y genitales.

El anidamiento del huevo

Mientras la célula huevo sufre la transformación brevemente descrita, la mucosa del útero experimenta algunas modificaciones. Empieza a preparar el nido, al que irá a parar el huevo fecundado.

Sabemos ya que la mucosa del útero, como sucedía durante cada ciclo menstrual de la mujer, experimenta modificaciones, las cuales le confieren el carácter de decidua. El útero se prepara para el embarazo, para una eventual fecundación de la célula huevo. Pero si ello no sobreviene, la decidua experimenta una serie de procesos regresivos que culminan con la menstruación. Si, por el contrario, se verifica la fecundación y el huevo está preparado para proseguir su evolución, la decidua menstrual no degenera, sino que se transforma en decidua de embarazo. Esto equivale a decir que la mucosa del útero se transforma del modo más conveniente, para estar preparada para recibir el huevo asegurándole condiciones óptimas para su desarrollo. En la decidua encontramos dos partes: la parte superficial constituida por células deciduales compactas y unidas entre ellas, formando el estrato compacto de Friedlander y la parte profunda constituida por glándulas dilatadas y repletas de secreción.

Después de unos días (tiempo necesario para que el huevo pueda atravesar la trompa y llegar al útero) el huevo llega a nivel de la decidua. Generalmente se detiene y anida en el fondo del útero o sobre la parte anterior o posterior del mismo. Prepara su nido en el espesor de la mucosa, mientras un pequeño coágulo

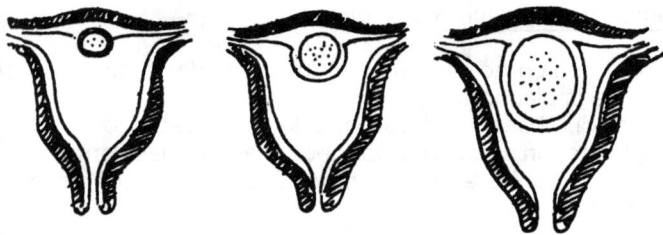

Anidamiento del huevo (Scharpey)

hemático cierra el orificio a través del cual ha penetrado en la mucosa. El huevo, de esta manera, ha quedado aposentado en la decidua. Ha tenido lugar el «anidamiento». Pero, ¿cómo ha sido posible que el huevo haya podido profundizar en la decidua y excavar su nido? Ello ha sido posible porque a nivel de la capa epitelial se forman prominencias, llamadas *vellosidades coriales*, que tienen propiedades erosivas y líticas. Gracias a esto las vellosidades profundizan en la decidua y llegan a la zona más rica en sangre; es la sangre de la madre preparada para asegurar al feto el oxígeno y la nutrición.

La placenta

La porción de la decidua de embarazo en la que se implantan las vellosidades recibe el nombre de *decidua basal* para distinguirla de la *decidua parietal*, que reviste la parte remanente de la cavidad uterina sin tomar contacto con el huevo.

La placenta está constituida por una parte materna, que es la decidua basal, y por una parte fetal, que son las vellosidades coriales. Estas dos partes se compenetran creando un órgano que sirve para la nutrición y para la respiración del feto. Veremos después cómo a estas dos fundamentales funciones de la placenta se le debe añadir una tercera: la función endocrina, o sea, la función de producir hormonas.

31

Nutrición y respiración del feto

Veamos ahora cómo se realiza la nutrición y la respiración del feto a través de la placenta.

La decidua basal y las vellosidades, aun estando íntimamente unidas, aparecen separadas por pequeñas lagunas comunicantes a las que llamaremos *espacios intervellosos*. En estos espacios de las arterias de la decidua circula la sangre de la madre. Ahora bien, si parte de las vellosidades están insertadas en la decidua, donde han ejercido su acción erosiva, la otra parte de ellas se encuentra libremente en los espacios intervellosos, donde hemos dicho que circula la sangre materna. La vellosidad es el órgano fetal, rica en sangre fetal y ávida de oxígeno, que los encuentra en las lagunas de sangre materna.

La sangre fetal, circulando en el interior de la vellosidad, entra en íntimo contacto con la sangre materna. La pared de la vellosidad, barrera de separación única, es la capa epitelial que va adelgazándose cada vez más a medida que se acerca el fin del embarazo. A través de esta capa se efectúa la respiración y nutrición del feto.

En la función de la respiración, el oxígeno pasa de la sangre materna a la fetal, mientras el anhídrido carbónico pasa de la sangre fetal a la materna.

En la función nutritiva: la notable cantidad de carbohidratos (azúcares) presentes en la placenta, satisface la cantidad energética necesaria del feto. Las proteínas parece que no llegan a pasar a través de las paredes vellosas, pero pueden hacerlo los aminoácidos (productos de escisión de las proteínas). También las grasas, según numerosos autores, consiguen atravesar el filtro de la placenta. Muchas hormonas y muchas vitaminas pasan de la madre al feto.

Además de las funciones de respiración y nutrición del feto, la placenta tiene la misión de producir hormonas, que son necesarias para que el embarazo transcurra normalmente. Estas hormonas son la gonadotropina coriónica, la progesterona y los estrógenos. Al finalizar el embarazo la placenta adquiere la forma de hogaza de un diámetro de unos 20 cm y de un peso aproximado de 500 a 600 g. Una vez expulsado el feto al final del embarazo, sobreviene la separación y expulsión de la placenta.

La placenta descrita, forma parte de los *anexos fetales* y es el más importante de estos. Los más interesantes entre los otros anexos son, *el amnios, el líquido amniótico* y *el cordón umbilical.*

El amnios es una delgada membrana transparente que recubre la superficie fetal de la placenta y además envuelve al feto y el líquido amniótico, revistiendo también el cordón o funículo umbilical. El líquido amniótico se encuentra, por tanto, en el interior de la membrana amniótica. Este líquido de color amarillento contiene sustancias proteínicas, sales, grasas y productos de excreción fetal. Normalmente, al tercer mes de embarazo este líquido alcanza la cantidad de 100 cc, para ir aumentando gradualmente hasta los 800 -1500 cc al finalizar los 9 meses.

¿Cuál es la importancia y la función del líquido amniótico? Este líquido contiene sobre todo sustancias que actúan sobre la mus-

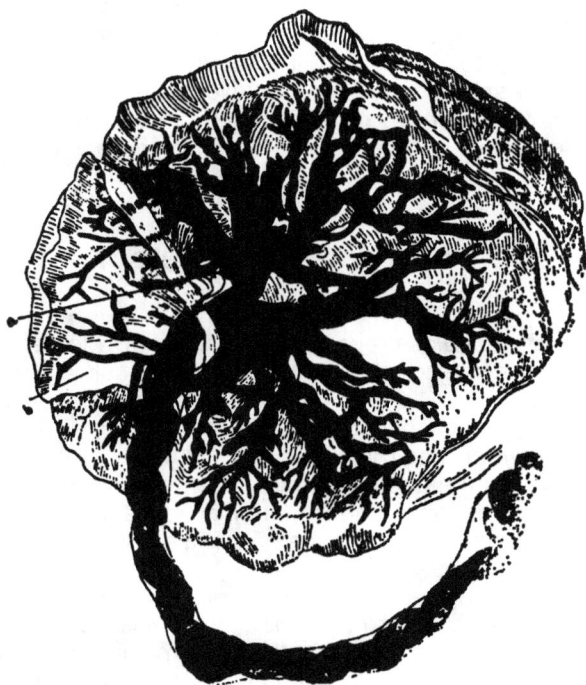

Parte fetal de la placenta

culatura uterina favoreciendo las contracciones durante el parto; contiene además factores favorables para la coagulación de la sangre, lo que nos ayuda a comprender la importancia de todas las hemorragias que se producen durante la expulsión del feto.

La otra función fundamental del líquido amniótico es la de proteger el feto de aquellos traumas que podrían serle nocivos si llegara a faltar este sistema de protección. Finalmente es comprensible que gracias a la presencia de este líquido el feto pueda moverse activamente en la cavidad uterina.

El último de los anexos fetales que tomaremos en consideración es el funículo o cordón umbilical. Este constituye el sistema de relación que proviene del ombligo del feto y que se extiende a la placenta. Al final del embarazo este cordón presenta una longitud de unos 50 cm.

A través del funículo umbilical pasan los vasos destinados a llevar la sangre arterial de la placenta al feto y sangre venosa del feto a la placenta. Estos vasos son la vena umbilical y las dos arterias umbilicales y están rodeados por un tejido gelatinoso llamado *gelatina de Warton*, mientras que su superficie está revestida por el amnios, del que ya hemos hablado anteriormente.

El desarrollo del feto

En uno de los capítulos precedentes hemos hablado del desarrollo del embrión iniciado con la segmentación de la célula huevo fecundada. Pero cuando se llega al tercer mes de embarazo, ya no es lícito hablar del embrión, sino del feto.

El feto al tercer mes mide 15 cm.

A partir de este dato, si la madre durante el proceso del embarazo quiere saber exactamente la longitud de su propio feto no tiene más que añadir 6 cm, a los 15 iniciales por cada mes transcurrido, a partir de ese tercer mes.

Es interesante saber que a partir del tercer mes el cuerpo del feto adquiere semejanzas humanas y que hacia el cuarto o quinto mes, la madre podrá apreciar los primeros movimientos del feto, y con el oído atento podrá percibir las primeras pulsaciones, que se denominan *latido cardíaco fetal*.

Al final del quinto mes el feto habrá adquirido un peso de unos 500 g. En este período, el feto presenta una ligera pelusilla que recubre la piel, mientras se hacen evidentes los primeros esbozos de cabellos. Igualmente es ya muy evidente el sexo.

En el sexto mes ya pesa 1 kg. La piel, que empieza a presentar cierta rugosidad, se reviste de una secreción sebácea que toma el nombre de *vernix caseosa*.

Al entrar en el séptimo mes el feto ya puede llorar y sabe deglutir y orinar. Adquiere el aspecto característico llamado *avejentado*, dadas las analogías que presenta su piel con la de los ancianos. En este período el niño es viable, o sea, capaz de sobrevivir, siempre que esté bien cuidado y asistido. Al finalizar el séptimo mes su peso puede alcanzar 1.750 g, y su aspecto será menos avejentado debido al aumento de secreción sebácea. Aún es mayor su vitalidad. Al finalizar el octavo mes llega a los 2.500 g, y su pelusilla va poco a poco reduciéndose, la piel empieza a ponerse rosada y lisa y sus probabilidades de supervivencia son cada vez mayores. En el noveno mes el feto se puede definir como *maduro*.

Su longitud es de 50 cm (un poco menos si se trata de una niña) y su peso es de 2.800 a 3.400 g. Su piel es ya rosada, los últimos restos de pelusilla han desaparecido y las arrugas han quedado tersas gracias a la presión efectuada por la abundante grasa subcutánea. El feto puede finalmente respirar y utilizar oxígeno sirviéndose de su propio aparato gastroentérico.

El embarazo

¿Cómo explicarnos toda la fenomenología que con frecuencia presenta la mujer embarazada? Debemos tener presente que en el organismo de la mujer se ha ido creando una nueva situación, a la que deben adaptarse los diversos aparatos del organismo, acostumbrados a desenvolver sus funciones en condiciones muy diferentes a las que supone el embarazo. Es lógico, por tanto, que en el inicio de este nuevo estado de la mujer se presenten determinados desequilibrios, especialmente del sistema nervioso y endocrino, a los que se atribuyen los síntomas anteriormente descritos.

Los síntomas del embarazo

Los síntomas que hacen suponer la existencia de un embarazo son una serie de manifestaciones, sobre todo subjetivas, que advierte la mujer sobre todo en las primeras fases del nuevo estado de su organismo. Durante este período manifiesta con alguna frecuencia lipotimias, o sea, sensación de desvanecimiento, que a menudo va acompañado de sofocaciones y tendencia al cansancio. Aunque antes de este período durmiera perfectamente por la noche, se verá afectada por crisis frecuentes de insomnio. Son frecuentes las náuseas acompañadas a menudo de vómitos. La mujer advierte además una mayor secreción de saliva y con frecuencia en el transcurso del día puede aparecer la sensación de ardor en la parte alta del tórax, síntoma que se designa con el nombre de *pirosis* en la terminología médica, llegando a veces incluso a acompañarse de un verdadero dolor de estómago.

Una vez comprobados estos síntomas, deberá buscar la mujer otros datos que confirmen sus dudas, sobre una posibilidad de embarazo (recuérdese que por ahora sólo se trata de ligeras sospechas). Notaremos a simple vista que la piel de la mujer, en estas condiciones, presenta zonas en las cuales han aumentado sensiblemente la pigmentación. Esta hiperpigmentación suele ser muy acentuada en la cara. Aparece el llamado *cloasma del embarazo*, que consiste en pequeñas manchas oscuras o amarillentas que aparecen generalmente sobre los pómulos o en la frente. También suele oscurecerse la línea que va del punto inferior del esternón y que atravesando el abdomen por su línea media llega hasta la pelvis. Esta línea es llamada *línea alba*.

Además de estas hiperpigmentaciones podremos encontrar estrías, o sea, laceraciones de la piel que obedecen a la distensión de la piel abdominal debida al engrandecimiento del útero. Estas estrías son azuladas al iniciarse el embarazo y se vuelven blancuzcas cuando son antiguas.

Además de estos signos que hacen suponer la existencia de un embarazo, hay otros que se relacionan con el aumento de volumen del útero, que repercute sobre los restantes órganos abdominales ejerciendo presiones y desplazamientos.

La presión efectuada en la vejiga hará padecer a la mujer de poliuria insistente, es decir, necesidad frecuente de orinar. La presión sobre los pulmones por parte del útero, que empuja el diafragma hacia arriba, esto es, el músculo que separa la cavidad abdominal de la torácica, determina en la mujer embarazada la disnea o respiración dificultosa. Hemos de advertir de todos modos que la disnea tarda mucho en aparecer; generalmente este fenómeno aparece en los dos o tres últimos meses del embarazo.

Si los signos anteriormente descritos sólo nos hacen sospechar el embarazo, hay otros que, si bien no nos dan una seguridad absoluta, lo hacen muy probable. Ante todo la amenorrea, es decir, la ausencia de menstruación. Esta ausencia del flujo menstrual regu-

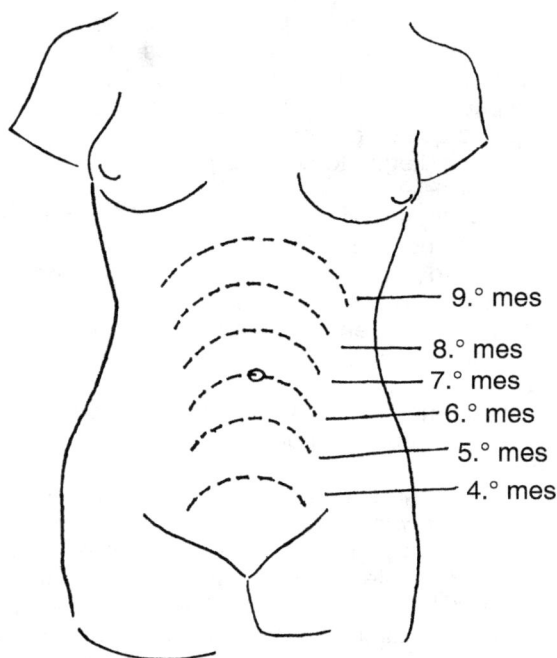

Niveles del útero durante el embarazo

lar, no es en todo caso un indicio seguro de que la mujer está embarazada. Podría tratarse de una amenorrea no gravídica, sino patológica, es decir, relacionada con causas generalmente de naturaleza endocrina. Pero si en una mujer sana y fecunda sobreviene una amenorrea, esta falta de flujo menstrual tiene muchas posibilidades de ser un síntoma de embarazo.

Otro signo importante es la modificación que presentan las mamas durante el embarazo. Mucho más túrgidas de lo normal, las mamas dejan ver, por debajo de la piel, líneas azuladas determinadas por el retículo venoso subcutáneo. La aréola mamaria (círculo mamario) muestra el engrandecimiento de las glándulas cutáneas. Estas aparecen como pequeñas prominencias en la superficie, que reciben el nombre de *tubérculos de Montgomery*. Alrededor de la aréola mamaria encontramos una zona muy pigmentada que constituye casi una aréola secundaria.

Los genitales externos de la mujer adquieren un color azulado y lívido muy característico.

Los dedos del ginecólogo experto podrán, durante esta fase, apreciar una notable disminución en la consistencia del cuello uterino junto a un cierto aumento de volumen y modificación de la forma de este.

De todos modos, todos estos signos no nos pueden dar una certeza absoluta sobre el estado de embarazo de una mujer. Para tener la certeza total hace falta algo más, que es precisamente la posibilidad de apreciar partes fetales durante la palpitación del abdomen de la mujer y la posibilidad de auscultar con la ayuda del estetoscopio los tonos cardíacos del feto.

La auscultación de los tonos cardíacos, o sea, lo que solemos llamar *latido cardíaco fetal*, es posible hacia el final del cuarto mes de embarazo. Este latido se ausculta por medio de un estetoscopio obstétrico (pequeño y rudimentario, ya que es más útil para recoger sonidos profundos), que se apoya sobre los cuadrantes inferiores del abdomen femenino. En un minuto será posible apreciar de 120 a 140 pulsaciones cardíacas. El latido cardíaco fetal es característicamente diferente del que tiene el recién nacido y es definido, por lo tanto, como pendular o embriocardíaco. En efecto, mientras en la auscultación del corazón de un niño o de un adulto se pueden apreciar dos sonidos (tum-ta) separados entre sí por pausas de distinta duración (la pequeña y la gran pausa), en el feto el tiempo que separa los dos sonidos tiene siempre la misma duración, como el tic-tac de un reloj. Por esto se le ha llamado *ritmo pendular*.

El medio más sencillo para establecer un diagnóstico seguro del embarazo es utilizar las reacciones biológicas. Estas reacciones se basan en la existencia de una hormona, la gonadotropina coriónica, en la orina de la mujer embarazada.

Diremos para finalizar que podríamos efectuar un examen radiográfico para establecer el diagnóstico del embarazo. Pero es mejor evitar este método, muy poco utilizado, ya que podría ser nocivo para las gonadas de la madre y el feto.

El embarazo imaginario

¿En qué consiste el embarazo imaginario? Podríamos definirlo como un estado psíquico, a través del cual la mujer queda plenamente convencida de estar encinta, presentando algunos síntomas análogos a los del verdadero embarazo. Es la ilusión de creerse embarazada, aun cuando los médicos que la hayan visitado le declaren la inexistencia de este estado. Estas mujeres presentan ciertos síntomas, como náuseas matutinas, alteraciones de la regla (una menor duración de pérdida menstrual), aumento de peso y tumefacción de las mamas y del abdomen. Una vez enfrentadas con las pruebas negativas del laboratorio y convencidas por el médico, desaparecen todos estos falsos síntomas de embarazo.

La literatura médica describe casos de embarazo imaginario incluso en mujeres operadas de histerectomía (extirpación del útero) y que están al corriente de esta intervención quirúrgica.

El cuadro clínico del embarazo imaginario es un problema que ya era conocido en tiempos remotos y las teorías que tendían a interpretar este fenómeno eran diversas y fantásticas. De todos modos, todavía no estamos en situación de ofrecer una explicación clara e inequívoca sobre este argumento. Las interpretaciones psicológicas más numerosas y confirmadas son las que reconocen el *primum movens* de este estado en la influencia de factores psíquicos que provocan alteraciones orgánicas, motivadas principalmente por vía endocrina.

Higiene del embarazo

El embarazo es un estado fisiológico, no morboso, en el que puede encontrarse la mujer en edad fecunda; es una condición que compromete al máximo el organismo femenino. Por esto, durante el período de gestación la salud de la mujer requiere especiales cuidados. La importancia de este concepto se hace evidente cuando se piensa que la salud de la mujer embarazada, está relacionada con el transcurso y la buena evolución del embarazo; las condiciones psíquicas y físicas de la madre, también son muy importantes para que el parto se desarrolle en perfectas condiciones, y que el fruto de este parto vea la luz en inmejorables condiciones de salud.

La higiene del cuerpo

La mujer puede y debe continuar y asegurar la higiene de su cuerpo, con baños o con duchas. Los baños en la bañera deben durar como máximo 20 minutos y deben hacerse con el agua a una temperatura de unos 37 °C. Es preferible que la mujer encinta se abstenga de tomar baños de mar, de lago o de piscina porque el frío podría determinar excitaciones en la musculatura uterina.

Si la mujer lo prefiere, puede ducharse. En tal caso, es aconsejable que el agua esté al principio más bien caliente y después poco a poco ligeramente fría. El organismo quedará de este modo notablemente tonificado. La limpieza de las mamas y en particular del pezón tendrá que ser efectuada con gran cuidado.

Las llamadas *grietas*, es decir ulceraciones que producen dolor intenso, es fácil que se produzcan y pueden ser un gran impedimento para la lactancia del recién nacido. Se recomienda no utilizar alcohol para esta higiene; es aconsejable, en cambio, lavar las mamas con agua tibia y jabón neutro, cada mañana. Por la noche es preferible aplicar sobre la mama una crema a base de vaselina.

Dado el aumento de pérdidas blancas que frecuentemente se verifica durante el embarazo, la mujer debe intensificar la propia higiene vaginal. Ahora bien, es necesario ser cauta durante estas irrigaciones, ya que pueden aportar gérmenes patógenos en el útero y también estimular las contracciones uterinas.

En lo que se refiere al cabello, debe lavarse a menudo y ser tratado con cuidado. Si bien son toleradas las fricciones y masajes, las permanentes y el marcado, es, en cambio, absolutamente desaconsejable hacer uso de los tintes para el cabello durante esta época.

Lo que con más frecuencia es motivo de preocupación en la mujer encinta son las estrías y las manchas en la cara.

Para las estrías es a menudo muy útil un masaje delicado en el abdomen efectuado de abajo arriba y en la línea media del vientre hacia el esternón. En lo concerniente a las manchas de la cara, conocidas como *cloasma del embarazo*, es recomendable, especialmente si se quiere que no dejen señal, que la mujer no se exponga mucho al sol. Es útil además que la mujer utilice cremas vitamínicas, siempre consultando previamente con el médico. Se aconseja, con este fin, comer mucha fruta y verdura, porque estos alimentos contienen vitamina C. Esta vitamina puede también ser suministrada por vía oral o parental.

Otro problema de gran importancia es la conveniencia o no de mantener relaciones sexuales durante este período.

Digamos ante todo que en este período estas relaciones están permitidas y que sólo durante el último mes de embarazo se deben evitar. Hay otras situaciones en las que es conveniente abstenerse por completo de mantener relaciones sexuales, es el caso de todas las mujeres que durante embarazos precedentes han tenido abortos, o partos prematuros. En efecto, el acto sexual podría ser el causante de una interrupción del embarazo en una mujer predispuesta a esta patología. De todos modos, no es posible dar una regla general; deberá ser el ginecólogo o el médico al que se consulte el que diagnostique cada caso.

Igualmente a la gestante se le producen a menudo caries en los dientes; por lo tanto, se recomienda limpiarlos más frecuentemente que antes del embarazo y, si es posible, conviene hacerse visitar por el dentista.

El reposo, el deporte y el trabajo

La mujer embarazada tiene que descansar, pero aclaremos en seguida que este reposo no debe ser en modo alguno absoluto. Si la mujer está acostumbrada a una vida dinámica y activa, no tendrá, con mayor motivo que las demás, que renunciar a sus habituales costumbres. Podrá continuar con sus deportes favoritos, siempre que estos no se practiquen de forma demasiado fatigosa, o sean en sí mismos demasiado violentos. Los ejercicios gimnásticos es aconsejable que se efectúen bajo control médico.

Como es fácilmente comprensible, tampoco en este campo nos es posible dar reglas generales, ya que se deben considerar las condiciones físicas de cada mujer y sus costumbres precedentes. En líneas generales, si la mujer ejerce un empleo en una oficina, podrá sin duda continuar con su trabajo hasta que esté muy avanzado el embarazo. Es importante que se compagine el trabajo con el reposo adecuado, físico y psíquico; este reposo deberá ser de unas 8 o 10 horas diarias, dependiendo de cada persona. También esta última norma depende del tipo determinado de trabajo que efectúe cada mujer. Si la labor requiere una intensa actividad física u obliga a la mujer a estar muchas horas de pie, es aconsejable abandonarlo completamente durante los tres últimos meses.

La alimentación

Uno de los factores más importantes para el perfecto desarrollo de la gestación y para que esta tenga un final satisfactorio, se refiere al mantenimiento de una correcta y sana alimentación. Es absolutamente necesario que las calorías diarias consumidas por una mujer embarazada aumenten en un 15 por 100 respecto a las calorías del período normal, pero esto, como es lógico, no quiere decir que la gestante tenga que comer «por dos», según una creencia popular muy difundida. En efecto, una excesiva alimentación no sería favorable para la madre y todavía menos para el feto. Debemos pensar que una alimentación excesiva aumentaría notablemente el trabajo del corazón, del hígado y del riñón, trabajo que, dado el estado de embarazo, ya aumenta considerablemente.

La mujer sobrealimentada está más predispuesta a la patología del embarazo que culmina en la eclampsia, de la que tendremos ocasión de hablar seguidamente. Está también predispuesta a intoxicaciones que podrían influir en el normal desarrollo del feto. O sea, que, en definitiva, lo conveniente no es una sobrealimentación de la mujer encinta, sino un adecuado aumento de las calorías acompañado por una equilibrada administración de los alimentos.

En lo que se refiere a las calorías diarias, estas deberán aumentarse en 150 o 200 diarias, respecto a la tasa normal. Este incremento es el indicado durante los primeros cuatro o cinco meses de gestación. En los últimos meses este aumento podrá alcanzar las 400 calorías diarias.

La composición de los alimentos

Veamos ahora cuáles son los alimentos que preferentemente debe tomar la mujer embarazada.

Los principales constituyentes de los alimentos son las proteínas, las grasas, los azúcares o hidratos de carbono, las sales y el agua.

LAS PROTEÍNAS

Estas son de gran importancia en la alimentación. Son las que contribuyen principalmente a formar material «plástico», es decir, constructivo, y por lo tanto fundamental para el desarrollo del individuo. Las proteínas durante la digestión se transforman en aminoácidos (treonina, valina, triptófano, etcétera), a través y gra-

44

cias a los cuales se efectúan las síntesis plásticas más importantes. La mujer embarazada debe consumir por lo menos 100 g de proteínas al día y no superar los 200 g de las mismas. Si se considera que la necesidad de consumo de proteínas diarias, en condiciones normales, es de 1 g por cada kilogramo de peso del cuerpo, se aprecia rápidamente cómo en la mujer encinta esta necesidad aumenta considerablemente. Las sustancias proteicas están contenidas sobre todo en la carne, en el pescado, en los huevos y en los quesos.

De estos alimentos la mujer tendrá que preferir la carne de ternera, el pescado, los huevos y la leche. Haciendo un uso adecuado de estos alimentos cubrirá plenamente la necesidad proteica diaria.

Una vez hechas estas observaciones será conveniente conocer la cantidad de proteínas presentes en algunos alimentos, para que de este modo la gestante pueda calcular con facilidad la cantidad de alimentos que debe ingerir diariamente para satisfacer esta necesidad.

Veamos la siguiente tabla:

Alimentos	Proteínas que contienen	
1 litro de leche	30	g
100 g de carne	25	g
100 g de pescado	25	g
1 huevo	7	g
1 rebanada de pan	3,2	g
100 g de judías o guisantes	8	g
30 g de queso	8	mg
100 g de arroz	8	g
100 g de pasta	9,5	g

De la cantidad de proteínas establecidas, más de la mitad es de origen animal y el resto vegetal. Tampoco es conveniente que la madre se provea de las proteínas necesarias nutriéndose siempre de los mismos alimentos; por el contrario, es aconsejable que su dieta varíe en el curso de la semana.

Una vez cubierta de este modo la necesidad de proteínas, hay que pensar en la necesidad de carbohidratos y de grasas. La gestante tendría que consumir diariamente 400 g de hidratos de carbono. Estos están contenidos, en abundancia, en el pan, en la pasta, en el arroz, en los dulces y en la harina.

En lo concerniente a las grasas, bastará añadir diariamente una cantidad de 1 g aproximadamente por cada kilogramo de peso corporal. Son preferibles las grasas animales, como por ejemplo la mantequilla.

En el consumo de grasa es conveniente no ir más allá de la cantidad establecida, puesto que su digestión impone un trabajo especial del hígado, y por otro lado favorecen la obesidad en la mujer, que ya sabemos que es desfavorable para la evolución de la gestación.

Además de la necesidad proteica, de azúcares y de grasas, la mujer embarazada tiene que satisfacer la propia necesidad mineral y vitamínica, que es también de una gran importancia.

Los minerales

El calcio: La mujer encinta debe consumir diariamente 1,5 g de calcio. Este está presente en la leche, alimento del que la mujer tendrá que hacer uso en abundancia, debiendo consumir hasta un litro diario. En caso contrario, será preciso recurrir al calcio en polvo o en comprimidos, según el consejo médico. Es preferible que la gestante se acostumbre a beber este precioso alimento que es la leche, no sólo por su riqueza en calcio, sino también por la cantidad de proteínas y vitaminas que contiene. Considérese además la utilidad que la leche aporta al correcto desarrollo de los huesos del niño, de sus músculos y de sus dientes, y se comprobará fácilmente que este alimento es en alto grado superior a cualquier otro, siendo por lo tanto insustituible.

El hierro: Así como la necesidad de hierro fuera del embarazo es de unos 20 miligramos por cada kilogramo de peso corporal, en la dieta de la gestante este alimento deberá aumentar el doble. Será útil a la madre para prevenir un posible estado anémico, al que tiende durante el embarazo, pero es, además, fundamental para el niño. Es necesario que durante su estancia en el vientre materno el feto acumule en su organismo una gran reserva de hierro. Efectivamente, después del nacimiento, cuando el niño tenga que nutrirse de la leche materna, no podrá encontrar la cantidad necesaria de hierro, porque la leche de la madre es extremadamente pobre en este mineral. Por esto se recomienda a la mujer embarazada que se nutra de alimentos ricos en hierro: la carne, el hígado, la yema de huevo, las verduras, las legumbres y la uva.

El yodo: La mujer embarazada deberá comer pescado por lo menos una o dos veces por semana; esto será suficiente para cubrir sus necesidades de yodo. Si el agua del lugar en que vive es pobre en este elemento, es aconsejable el uso de yodo a tenor de lo que indique el médico.

La sal: La sal de cocina (la cual contiene sodio) favorece la retención de agua en los tejidos, dando lugar, en consecuencia, a las manifestaciones patológicas conocidas por *edemas.* Durante el embarazo, por tanto, hay que limitar el uso de sal sódica, y sustituirla preferentemente por sal potásica. En cualquier caso, es aconsejable reducir al mínimo la sal de cocina (sal sódica), evitando emplearla durante las comidas.

El fósforo: La gestante necesita una cantidad mayor de este mineral. Pero esto no representa, por lo general, ningún problema, puesto que el fósforo está presente en muchísimos alimentos.

LAS VITAMINAS

Las vitaminas constituyen factores alimentarios de naturaleza química orgánica, activos en concentraciones muy bajas y cuya presencia en la dieta es indispensable, dado que el organismo no las sabe sintetizar. Las vitaminas participan en importantes procesos de metabolismo y son imprescindibles para el buen funcionamiento del organismo; la falta de estas determinan las llamadas enfermedades de carencia o avitaminosis. Durante el embarazo la necesidad de vitaminas se duplica.

La necesidad de vitamina A en el embarazo es de unas 6.000 unidades internacionales. Es conveniente, por lo tanto, completar la aportación de vitamina A en los alimentos mediante el suministro cotidiano de aceite de hígado de bacalao.

Para las vitaminas del grupo B pueden ser utilizados alimentos como harinas y preparados de cereales vitaminados y reforzados que se puedan encontrar en los comercios.

De todos modos el médico podrá considerar útil la administración de estas vitaminas en cápsulas o comprimidos.

Una mujer encinta podrá ingerir en un litro de leche 400 unidades de vitamina D de por lo menos las 400 u 800 unidades internacionales al día que necesita. Las restantes podrán ser suministradas por los aceites del hígado del pescado o con otros preparados comerciales.

Para la vitamina C la necesidad diaria es de unos 100 miligramos, cantidad que está contenida en una cantidad usual de los tomates, las verduras, las naranjas y los limones que se suelen consumir. Se pueden utilizar para mayor comodidad comprimidos o bien gotas vitamínicas. Recuérdese que en tal caso es prudente tomar estos comprimidos o gotas durante las comidas, para evitar de este modo los ardores de estómago.

Es muy importante hacia el final del embarazo y en el parto la administración de vitamina C. Esta, en efecto, ejerce una acción de protección en los capilares sanguíneos y, por tanto, evitará la formación de aquellas pequeñas manchas azuladas debidas a la dilatación de capilares venosos, que aparecen con cierta frecuencia en los muslos.

Es recomendable también la ingestión de vitamina K en las proximidades del parto. Es conocida, en efecto, la importancia de esta en los procesos hemorrágicos. Las cantidades de esta vitamina que contienen los alimentos no basta para cubrir sus necesidades, o para evitar una posible hemorragia del niño, sobre todo si es prematuro.

En la página siguiente econtraremos una tabla de las principales vitaminas y de las fuentes naturales de donde provienen.

El estómago y el intestino, comprimidos por el útero grávido, no deben ser sobrecargados con alimentos de difícil digestión, o que no gusten a la mujer y, con mayor motivo, con alimentos a los cuales ésta sea alérgica. Si entre estos se encuentran algunos fundamentales como la leche, es aconsejable que la gestante consulte a su médico para sustituirlos del modo más adecuado. Son de todos modos absolutamente inapropiadas las diferentes especies y drogas, la carne en conserva (salchichas, salchichones, etc.), los animales de caza, los crustáceos, y ante todo aquellos alimentos que puedan ser irritantes para el estómago y el intestino.

Debe evitarse durante el embarazo las bebidas alcohólicas, si bien la mujer puede consumir, de modo moderado, cerveza, vino, té y café.

Denominación	Fuentes naturales
Vitamina A	Legumbres, frutas, hígado, yema de huevo, leche, mantequilla.
Vitamina B_1	Cereales, nueces, yema de huevo, hígado, levaduras.
Vitamina B_2	Naranjas, limones, toronjas, tomates, patatas, huevos, leche, quesos, pescados, espinacas, levaduras e hígados.
Vitamina B_6	Levaduras, maíz, legumbres, huevos, leche, pescados.
Vitamina B_{12}	Hígado, harina de arroz, huevos, levadura de cerveza.
Vitamina C	Fruta (especialmente naranjas, limones y toronjas), verduras, legumbres.
Vitamina D	Aceite de hígado de pescado, huevos, leche, mantequilla y atún.
Vitamina E	Legumbres, lechuga, aceites vegetales.
Vitamina K	Espinacas, coles, patatas y fruta.

En la primera mitad del embarazo puede beber cómodamente hasta 8 vasos de líquido no alcohólico al día. Sólo debe disminuir-se esta cantidad cuando en la segunda mitad del embarazo se presenten signos de retención de agua en los tejidos.

Un ejemplo de dieta a seguir

Por la mañana:

A mediodía:
Caldo con 70 g de pasta; huevos, cuatro o más veces a la semana; 100 g de carne a la plancha; ensalada abundante; quesos no fermentados; 50 g de pan; fruta a voluntad.

Por la tarde:
Leche o fruta.
Por la noche:
Caldo vegetal; un huevo, si no se ha tomado ya en la comida; verdura; 50 g de pan; un vaso de leche.

Se debe recordar, para finalizar este capítulo sobre la alimentación, la importancia que tiene el control del peso durante el embarazo para poder regularse mejor en la cotidiana administración de los alimentos. Se conviene generalmente en que el aumento ideal durante el embarazo debe ser de un 20 por 100 en relación al peso normal durante el período precedente.

Como máximo, el aumento de peso no debe sobrepasar los 12 Kg durante todo el embarazo. Si la gestante observa que su propio peso sobrepasa los límites indicados, no tendrá que recurrir a las normales dietas adelgazantes. Recuérdese hasta qué punto son esenciales para una mujer embarazada algunos principios presentes en el tipo de alimentación aconsejada en las páginas precedentes y cómo de este tipo de alimentos no puede en absoluto prescindir. Por lo tanto, sólo se harán algunas modificaciones a la dieta normal diaria.

En esta dieta deberán reducirse las grasas al cocinar los alimentos, la mantequilla y la cantidad de pan. Los farináceos deben estar presentes en la dieta sólo una vez al día. Lo importante estriba en no disminuir las proteínas y hacer uso abundante de verduras y legumbres frescas.

Si el aumento de peso es considerable y sobre todo imprevisto, es muy probable que se deba a la retención de agua en los tejidos. Si aparecen manifestaciones edematosas (tobillos hinchados e hinchazón debajo de los párpados) es conveniente avisar al médico, ya que podría tratarse del inicio de una intoxicación gravídica.

Algunas veces, durante el embarazo, la mujer en lugar de aumentar de peso puede adelgazar. Este adelgazamiento puede ser ligero o bien muy acusado. También en este caso es aconsejable visitar al médico. Si esta disminución de peso es atribuida a una dieta insuficiente, a la que la mujer se somete voluntariamente, es conveniente que esta tenga en cuenta el grave peligro que esto puede representar para su hijo.

Continuando el tema sobre la alimentación de la gestante, daremos algunos consejos concernientes a un buen funcionamiento intestinal. Es probable que la futura madre padezca de estreñimiento, ya que el embarazo es causa frecuente de la estipticidad. Antes de recurrir a los laxantes, o, peor aún, a los purgantes, es aconsejable que la mujer encinta intente vaciar su intestino con métodos menos peligrosos. Antes que nada se debe acostumbrar al intestino a vaciarse siempre a la misma hora y preferentemente después del desayuno o después de la cena. Se puede favorecer la evacuación intestinal recurriendo a ligeros estimulantes, como fruta cocida, zumo de ciruelas sin azúcar, zumo de naranjas diluido en agua caliente y verdura cocida.

No debe olvidarse además la conveniencia que representa el aporte cotidiano de vitamina B, ya que esta vitamina puede vencer un eventual estado de relajamiento del tono muscular abdominal.

La indumentaria

Uno de los motivos de preocupación para la futura madre es la indumentaria, ya que teme que los vestidos más adecuados para esta época no sean los más apropiados para satisfacer su gusto estético.

Durante los cuatro primeros meses del embarazo la gestante puede continuar vistiendo sus trajes habituales, puesto que el volumen del útero es todavía modesto. Sin embargo, con frecuencia preferirá vestidos más amplios de lo normal, dada la sensación de aumento de volumen del abdomen, junto a un cierto meteorismo intestinal. En el período sucesivo, la moda de la mujer embarazada debe ser inspirada por los siguientes fines: no obstaculizar el desarrollo del útero, y sostenerlo, si la tensión de los músculos abdominales no es suficiente.

Se ha dicho últimamente que las mujeres que, por particulares razones sociales, han tenido que mantener en secreto el máximo tiempo posible su propia maternidad, dan a luz más fácilmente que las que, orgullosas del hijo que llevan en su vientre, relajan su abdomen acentuando la curva de la columna lumbar. Es conveniente que los vestidos se sostengan por los hombros y que, aun modelando parcialmente la figura, carezcan de cinturones. Si el abdomen es demasiado prominente la futura madre consultará con su médico sobre la necesidad de usar una faja maternal.

Estas prendas tienen que sostener correctamente el bajo vientre sin apretar la cintura. Es importante utilizar un sujetador adecuado que sostenga el pecho sin comprimirlo, para lo cual debe estar provisto de robustas tiras en los hombros. Son absolutamente inadecuadas las ligas, y los portaligas no deben apretar la cintura, sino que han de estar sostenidos por una faja. Los zapatos es conveniente que sean de tacón bajo; deben evitarse tanto los zapatos de tacón alto como los zapatos completamente planos, o sea, con ausencia completa de tacón, ya que, sobre todo a las mujeres que no están acostumbradas a llevarlos, les obstaculizan la circulación sanguínea favoreciendo la formación de varices.

Precauciones útiles y consejos médicos

Es imprescindible que la mujer gestante tenga en todo momento las precauciones propias del estado en el que se encuentra y que siga los consejos y recomendaciones que hasta ahora se han ido explicando en las páginas anteriores. A ellos debe añadir necesariamente estos que en este capítulo pasamos a explicar.

Los hábitos durante el embarazo

Hemos hablado ya de la alimentación y de los ejercicios físicos que la mujer debe practicar durante el embarazo, pero igualmente es muy importante que la mujer encinta evite fumar, sobre todo en los últimos meses del embarazo y durante la lactancia, ya que la nicotina pasa a través de la placenta y puede intoxicar al niño.

También debe evitar en lo posible los calmantes, tranquilizantes e hipnóticos; si son necesarios, deben tomarse exclusivamente bajo prescripción médica. A la vez es aconsejable que la futura madre evite lugares excesivamente concurridos y que esté presente durante demasiado tiempo en recepciones o fiestas sociales, ya que estas reducen el necesario período de reposo nocturno. Deben evitarse los entretenimientos que puedan impresionar o asustar a la futura madre. Es también desaconsejable ir en motocicleta o en bicicleta y los viajes en automóvil no deben ser excesivamente largos, manteniendo siempre una velocidad moderada y constante. La gestante debe evitar conducir personalmente, y si ha tenido algún aborto anteriormente, permanecerá el máximo tiempo en casa. Entre otros medios de locomoción, el tren es el más aconsejable.

Desde los primeros meses de embarazo, la mujer tiene que hacerse visitar por un médico, para que este, a través de la visita ginecológica y de las oportunas investigaciones de laboratorio, pueda establecer la existencia de este estado.

La mujer embarazada debe vigilar atentamente que no aparezcan señales de gestosis (enfermedades causadas por el embarazo) o peligro de aborto. Estas señales, fiebres, dolores abdominales, dolores lumbares, vómito insistente, pérdidas hemáticas u pérdida de gran cantidad de líquido por los genitales externos, hinchazón en la cara, manos y pies, importantes cefaleas y nublamiento de la vista, deben inducir a la gestante a recurrir sin ninguna duda a la visita médica.

Los análisis médicos

Existen en la actualidad medios de investigación que, ya desde los primeros días, pueden revelar con un 99 % de seguridad, la existencia del embarazo. El médico efectuará una visita general poniendo particular atención en las condiciones del corazón, en la presión arterial, en los pulmones, en el hígado y sobre todo en los riñones, puesto que estos durante el embarazo deben eliminar mayor cantidad de toxinas. Es indispensable, por tanto, el análisis de la orina. Si hay estreñimiento, es necesario favorecer la evacuación, entre otras cosas para impedir la formación de hemorroides que pueden aparecer fácilmente durante el embarazo, al igual que las varices.

Algunas mujeres adolecen de cierta fragilidad constitucional en las paredes venosas, pero también estas pueden evitar las varices siguiendo los consejos oportunos.

54

En general, es suficiente no estar demasiado tiempo de pie, no cansarse excesivamente y utilizar medias elásticas en cuanto se presente el primer síntoma de varices. No es necesario que cuando estas aparezcan la mujer se someta a un tratamiento quirúrgico y menos a un tratamiento esclerosante, puesto que pueden perjudicar tanto a la madre como al niño, y además porque la mayoría de las veces desaparecen cuando finaliza el embarazo, que ha sido la causa determinante de estas venas varicosas.

En los comienzos del embarazo se ha de practicar la reacción de Wassermann y un examen de la sangre para comprobar la ausencia de anemia y, sobre todo, para restablecer el tipo sanguíneo de la madre, ya que si su tipo de sangre es Rh–, se debe efectuar en los últimos meses del embarazo una investigación de los anticuerpos anti Rh+. Sabemos que existen diversos grupos sanguíneos. Los glóbulos rojos de cada individuo contienen sustancias particulares llamadas antígenos. En el plasma sanguíneo están contenidas las proteínas que tienen capacidad de aglutinar los glóbulos rojos de otros sujetos: son los anticuerpos. Los dos sistemas más importantes de antígenos y anticuerpos son el ABO y el sistema Rh. Los individuos que tienen el antígeno A en sus glóbulos rojos poseen en el suero los anticuerpos anti B, y pertenecen al grupo A. El segundo grupo se da en los individuos que tienen en sus glóbulos el antígeno B y en el suero el anticuerpo anti A (grupo B). Los individuos del grupo AB poseen ambos antígenos en sus glóbulos y no tienen anticuerpos en el suero. Los individuos del grupo O no tienen antígenos y poseen los dos anticuerpos. Cuando se efectúa una transfusión, la sangre del dador tiene que pertenecer al mismo grupo de la del receptor o bien al grupo O (dador universal).

Además de estos grupos sanguíneos fundamentales existe el sistema Rh. Un 80 % de las personas tienen en sus glóbulos rojos un antígeno que provoca la aglutinación, cuando la sangre del sujeto se pone en contacto con el suero de un mono determinado, el *Macacus rhesus*. Los individuos que no tienen dicho antígeno reaccionan a la introducción en su organismo de sangre del grupo Rh+ con la producción de anticuerpos anti Rh+.

En el caso de una ulterior transfusión es fácil que se produzca una peligrosa reacción antígeno-anticuerpo. Un parecido fenómeno inmunológico aparece cuando la madre Rh– lleva en su seno un niño Rh+. El primer embarazo transcurre casi siempre con normalidad, pero en los sucesivos embarazos pueden surgir graves manifestaciones clínicas. Puede sobrevenir el aborto o la muerte intrauterina del feto, o bien el niño puede nacer con un edema muy difuso y ser muy frágil; puede también padecer una anemia grave acompañada a menudo de una ictericia muy precoz que puede provocar alteraciones de importantes centros cerebrales (núcleos de la base). Es indispensable, por lo tanto, conocer el grupo sanguíneo de la madre, y si el niño está en peligro, practicar una operación de cesárea y la renovación completa de su sangre (exanguinotransfusión).

Enfermedades del embarazo

Algunas enfermedades son específicas del embarazo y ocasionadas por este. Otras pueden ser favorecidas en sus principios, o agravadas en su transcurso por la existencia de un embarazo. Las enfermedades causadas por el embarazo (gestosis) presentan diversas características según el período del embarazo en que se manifiestan.

Los primeros síntomas

En el primer trimestre la gestosis se caracteriza por una acentuación patológica de los llamados fenómenos simpáticos, que acompañan siempre al proceso gravídico. Se manifiestan por un vómito incoercible que suele producirse en ayunas, o sea, sin residuos alimenticios. El vómito es tan grave que puede llegar a deshidratar a la madre y va acompañado por dolores difusos en varias partes del cuerpo y por una gran agitación psíquica. Ignoramos todavía la causa por la cual se produce esta situación. La hipótesis más probable es la de un mecanismo alérgico.

La mujer encinta, en este caso, deberá permanecer en reposo

absoluto, posiblemente en cama, a oscuras, e intentando ingerir agua azucarada y, siempre que esto sea posible, dadas las náuseas, tratando de comer a menudo algo sólido. Si estas simples precauciones no aportan ningún beneficio, es indispensable recurrir a una terapéutica médica. Son recomendables los sedantes ligeros.

El síndrome eclámptico

Al vómito se une a menudo un aumento de secreción salivar (ptialismo).

Durante el tercer trimestre la gestosis se manifiesta con el peligrosísimo síndrome eclámptico. Afortunadamente este síndrome va precedido casi siempre por síntomas de intoxicación que se caracterizan por la presencia de albúmina en la orina (por esto hemos insistido tanto anteriormente sobre la necesidad de controlar frecuentemente la orina de la mujer embarazada) y por un aumento de la presión arterial (es necesario, por tanto, conocer la presión de la mujer antes del embarazo para poder apreciar correctamente este síntoma). Los síntomas generales fácilmente apreciables son el excesivo aumento de peso y la hinchazón de los tobillos a la retención de agua.

Si la mujer no ha sido debidamente tratada, puede surgir el verdadero ataque eclámptico, parecido a un acceso epiléptico con pérdida de conocimiento. En este caso es aconsejable hospitalizarla en un centro apropiado, ya que el ataque eclámptico es peligrosísimo, tanto para la madre, que puede morir si los ataques se repiten con demasiada frecuencia, como para el niño, que puede nacer prematuramente.

El aparato urinario

Así como la gestosis en todas sus manifestaciones morbosas es debida exclusivamente al embarazo, otras enfermedades son debidas al mismo embarazo, aunque también pueden presentarse sin tener ninguna relación con este. El desarrollo del útero en el abdomen origina una compresión de la vejiga y de la uretra favoreciendo la estasis de la orina en las vías urinarias y el desarrollo de los gérmenes. Esto puede provocar cistitis (inflamación de la vejiga urinaria), caracterizada por escozor en el momento de orinar y por la necesidad frecuente de orinar provocada por la misma inflamación.

La orina en estos casos es turbia, dada la existencia en ella de filamentos de moco y pus. Puede observarse una elevación de la temperatura. La extensión del proceso inflamatorio puede afectar a los riñones produciendo una sensación característica de pesadez y dolor de la región lumbar, que se acentúa con la percusión.

Las enfermedades urinarias pueden ser causa de abortos y por ello deben cuidarse atentamente. El tratamiento terapéutico basado en antibióticos permite una curación completa con desaparición del dolor y de los síntomas urinarios anteriormente expuestos.

La preexistencia de una glomerulonefritis (proceso inflamatorio del riñón) y de una nefrosis (proceso degenerativo del riñón) obliga a la mujer a hacerse visitar por un médico, ya que las alteraciones renales facilitan la aparición de la gestosis. Las mujeres que tienen un solo riñón deben ser objeto de cuidados especiales.

El corazón

La medicina moderna ha aportado grandes avances y éxitos en favor de las jóvenes cardiópatas que aspiran a ser madres algún día. No hace muchos años aún se decía que la muchacha enferma del corazón no podía casarse, la esposa cardiópata tenía que evitar quedar embarazada, y si en algún caso llegaba a ser madre no debía amamantar a su propio hijo. A menudo estas mujeres eran sometidas a intervenciones quirúrgicas siempre peligrosas para practicarles un aborto terapéutico.

En nuestros días no se utilizan medidas tan drásticas. La joven cardiópata ya puede gozar del placer de la maternidad poniendo, como es lógico, particular atención en no cansarse y teniendo que permanecer bajo continuo control médico.

En efecto, el corazón de estas mujeres, que tiene que desarrollar aun en condiciones normales un trabajo mayor, aumentará notablemente su sobrecarga durante el embarazo. Es indispensable un régimen sin sal, así como durante el momento del parto es necesaria la administración de oxígeno. Siempre que existan condiciones que dificulten el desarrollo del parto por las vías naturales se aconseja efectuar una cesárea o una aplicación de fórceps, según los casos.

La anemia

La mujer embarazada tiende fácilmente a la anemia. El pequeño organismo que está en su seno necesita grandes cantidades de hierro y de principios antianémicos, sobre todo para evitar la anemia perniciosa (vitamina B_{12}). Por esto es conveniente que la madre se haga practicar exámenes hemocromocitométricos capaces de revelar la existencia del estado anémico y el tipo del mismo. Podemos decir, de todos modos, que es conveniente suministrar a la mujer encinta preparados de hierro y vitamina B_{12}, sobre todo en los últimos meses de gestación.

El aparato digestivo

Entre las enfermedades del aparato digestivo que se manifiestan durante el embarazo es frecuente la apendicitis, cuyo diagnóstico diferencial debe hacerse minuciosamente en relación con el embarazo extrauterino.

Actualmente es posible practicar la operación de apendicitis sin interrumpir por esto el embarazo; por tanto es conveniente efectuar esta operación, si se presenta el problema, dado el peligro que una apendicitis representa, ya que puede dar lugar a la aparición de un parto prematuro, de un aborto o de una peritonitis generalizada.

Problemas hepáticos

Cuando hablamos del régimen que debe seguirse durante la gestación, ya señalamos la importancia de una alimentación hecha de forma que no recargue el hígado de la madre, el cual fisiológicamente tiene que metabolizar una gran cantidad de productos tóxicos provocados por el embarazo. Es frecuente que surja una ictericia (coloración amarillenta de las escleróticas y de la piel, acompañada por prurito y bradicardia), debido a la fácil receptividad de las células hepáticas, condicionadas por la sobrecarga, que las debilita frente a la acción del virus de la hepatitis. El régimen, por consiguiente, deberá ser apropiado y rico en factores hepatoprotectores. A menudo durante el embarazo surge una colecistitis (inflamación de la vejiga biliar o vejiga de la hiel) o un cálculo de vías biliares.

Cualquier clase de alteraciones en el hígado o en las vías biliares debe inducir al médico a limitar lo máximo posible el uso de sustancias anestésicas durante el parto.

El aparato respiratorio

Durante el embarazo revisten particular importancia las enfermedades del aparato respiratorio y especialmente la tuberculosis pulmonar.

Ante una mujer enferma de tuberculosis pulmonar al mismo tiempo embarazada, debemos responder a las siguientes cuestiones:

1.ª ¿Cuáles pueden ser las consecuencias de la enfermedad pulmonar para la evolución del embarazo?

2.ª ¿Hasta qué punto el embarazo puede influir sobre el desarrollo de la tuberculosis pulmonar?

Este problema, expuesto en estas dos preguntas, presenta actualmente una posibilidad de resolución mucho más fácil de lo que era anteriormente, sobre todo con el advenimiento de la moderna terapéutica antituberculosa.

Los estudios realizados sobre este problema y especialmente la experiencia ginecológica-obstétrica, nos han enseñado que la influencia de la tuberculosis pulmonar en el transcurso y evolución del embarazo no es tan grande como para causarnos una excesiva preocupación. Diremos sólo con certeza que es más frecuente que la mujer encinta afectada por el bacilo de Koch (el germen causante de la enfermedad) dé a luz prematuramente.

Un problema importante que se plantea a la mujer embarazada y enferma de tuberculosis pulmonar es en qué medida el niño puede llegar a resentirse por esta enfermedad de la madre. ¿Nacerá sano o presentará una tuberculosis congénita? Aclararemos que esta posibilidad es muy remota, pero de todos modos puede llegar a producirse. En efecto, el feto puede infectarse de dos maneras:

a) por medio del líquido amniótico infectado, que es ingerido en el aparato gastroentérico, o que es aspirado en el ámbito pulmonar;

b) por el paso de los bacilos de Koch a la sangre fetal.

En cualquier caso, si se considera el número de tuberculosis congénitas en los fetos de mujeres tuberculosas, se verá fácilmente cómo la mujer embarazada no tiene que preocuparse excesivamente por esta eventualidad.

Veamos ahora cuál puede ser la respuesta a la segunda cuestión anteriormente apuntada, es decir, la influencia del embarazo sobre la evolución de la enfermedad pulmonar.

Antaño, cuando la mujer embarazada presentaba una tuberculosis de cierta gravedad, a menudo se aconsejaba y se ejecutaba un aborto terapéutico. Hoy este método no se toma casi nunca en consideración. Es suficiente que la mujer tenga algunos cuidados y precauciones en algunos momentos determinados de la gestación. Un período particularmente peligroso para un posible agravamiento de la tuberculosis se da en los tres primeros meses del embarazo.

Se ha demostrado incluso que las hormonas gonadotrópicas influyen negativamente en la evolución del proceso tuberculoso a nivel pulmonar; por ello si se considera que durante el primer trimestre del embarazo este grupo de hormonas ha aumentado notablemente, se verá claramente cómo este período es el más peligroso. Hoy día la moderna terapéutica antituberculosa basada en el uso de remedios importantísimos en este campo, como la estreptomicina, las hidracidas del ácido nicotínico y el ácido paraaminosalicílico, nos permiten superar la mayoría de las veces este peligro.

El parto de la mujer con problemas respiratorios

En lo que se refiere al parto de una mujer tuberculosa, es conveniente dar algunos consejos:

1.º Cerciorarse que no exista una desproporción entre el feto y la pelvis de la madre, teniendo en cuenta la facilidad con que puede darse este hecho, puesto que a menudo el feto de una mujer tuberculosa tiene unas dimensiones superiores a lo normal (feto macrosoma).

2.º Procurar que el momento mismo del parto no se prolongue demasiado. Conviene recurrir, por tanto, a medios comunes para acelerar el parto, como la perineotomía, que es una incisión del plano perineal para facilitar el paso del feto, o una aplicación de fórceps.

Cuando el ginecólogo lo aconseje, es conveniente que la mujer se someta tranquilamente a la operación cesárea.

Enfermedades venéreas

Otro problema importante en el gran capítulo de las enfermedades del embarazo está representado por la relación entre la sífilis y el mismo embarazo.

La sífilis o lúes es, como ya sabemos, una enfermedad venérea poco frecuente en la actualidad. Esta enfermedad está relacionada con la acción del treponema pálido (Treponema pallidum), y es una enfermedad que se contrae generalmente en las relaciones sexuales.

Si la madre es luética o sifilítica, el feto que dará a luz podrá con facilidad presentar desde su nacimiento una sífilis hereditaria, pero conviene saber cuál es el proceso a través del cual se infecta el feto de una mujer luética.

El treponema pálido, agente causal de la enfermedad, consigue atravesar la placenta y, por consiguiente, pasar de la sangre de la madre a la del feto; esto sólo sucede después del cuarto mes de embarazo.

La mayoría de las veces se produce el aborto después del cuarto mes de gestación. Esto es muy frecuente y ha sido demostrado por las estadísticas, que actualmente señalan un 1,80 % aproximado de mortalidad fetal en mujeres luéticas. Además del aborto, el feto puede presentar malformaciones y, en el mejor de los casos, puede nacer prematuramente.

Si la madre es sifilítica pero el treponema no consigue atravesar la barrera de la placenta, ni por lo tanto infectar al feto, este puede nacer en perfectas condiciones de salud, siempre que la madre haya sido tratada correctamente durante el embarazo. También puede nacer en perfectas condiciones, aunque la sífilis de la madre haya sido contraída hace tiempo, siempre que esta enfermedad haya sido tratada como es debido y durante el tiempo necesario. Si la madre adquiere esta enfermedad en el último período del embarazo, el feto puede nacer sin haber contraído al enfermedad. De cualquier forma el porcentaje de embarazos llevados a término por mujeres afectadas por esta enfermedad es muy bajo.

En consecuencia, es importantísimo diagnosticar precozmente la enfermedad luética de una mujer embarazada, para aplicar con prontitud una terapéutica adecuada.

Si el recién nacido ha sido dado a luz en época vital y por lo tanto con posibilidades de vida, presentará, en el caso de haber sido infectado durante su existencia intrauterina, signos evidentes de sífilis. Estos signos están representados por gruesas formaciones ampollosas en las manos y pies en su cara anterior (pénfigo), por un notable aumento del hígado y del bazo, por profundas lesiones en la boca y en el ano (grietas labiales y anales) y por la llamada *seudoparálisis de Parrot.*

Esta última manifestación de sífilis hereditaria está determinada por la localización de la enfermedad a nivel de los huesos, por lo que los miembros del recién nacido parecen estar paralizados.

Si en el momento de su nacimiento el médico ve la posibilidad de la existencia de una sífilis hereditaria, el mejor medio a su disposición para esclarecer esta posibilidad será extraer la sangre del recién nacido del cordón umbilical y efectuar las pruebas de laboratorio (reacción de Wassermann).

Otras enfermedades infecciosas

Además de la sífilis existen otras enfermedades infecciosas que pueden influir notablemente en el embarazo.

La misma gripe, como se ha podido comprobar en recientes epidemias, puede ser a veces causa de parto prematuro. Por lo tanto, cuando la mujer embarazada se vea afectada por un estado gripal, debe seguir escrupulosamente el tratamiento recomendado por el médico.

Otra enfermedad infecciosa muy importante desde este punto de vista es la roséola. Esta enfermedad está relacionada con la acción del virus que determina alteraciones inflamatorias de los órganos de la boca y de la faringe, fiebre y manifestaciones exantemáticas parecidas a las del sarampión, como son manchas rojizas no confluyentes que desaparecen a menudo al cabo del día.

Cuando esta enfermedad infecciosa vírica surge en la segunda mitad del embarazo, se puede temer como máximo una anomalía en la duración del mismo embarazo; pero si la roséola aparece durante los primeros meses de gestación, es muy probable que se produzcan malformaciones en el feto. Estas alteraciones aparecen en general en el 40 % de los casos en los que la mujer embarazada contrae la infección en los primeros períodos de la gestación. Los recién nacidos pueden ser sordomudos, tener defectos en la vista y enfermedades congénitas de corazón.

Diabetes y embarazo

Veamos ahora las relaciones existentes entre la diabetes y el embarazo. Sabemos ya que la diabetes es una enfermedad de intercambio ligada a una insuficiencia pancreática (el páncreas produce la insulina). Se manifiesta por un aumento notable del apetito y de la sed, y está caracterizada por el incremento del contenido normal de glucosa en la sangre, que de valores de 1 por mil sube hasta llegar a 2, 3 o 4 por mil.

Otro dato que no debe olvidarse es la presencia de glucosa en la orina. Este síntoma es llamado glucosuria. Sucede con frecuencia que la embarazada presenta en su orina un notable aumento de glucosa (la llamada glucosuria del embarazo), sin que por esto la mujer sea diabética.

En condiciones normales, el riñón no deja pasar glucosa a la orina, pero durante el embarazo el epitelio renal puede perder esta capacidad, por lo que aparece la glucosuria del embarazo.

Por el contrario, cuando durante el embarazo aparece una diabetes, existe siempre un aumento, no sólo de la glucosuria (y en este caso la presencia de azúcar en la orina está relacionada con la alimentación rica en carbohidratos), sino también aumento de azúcar en la sangre, es decir, la glucemia. El problema del embarazo en relación con la enfermedad diabética, muestra claramente su importancia cuando se considera que la diabetes es una de las causas más frecuentes de infección y mortalidad del feto, desde que este es ya viable (séptimo mes) hasta el décimo día después del parto.

De cualquier forma es seguro que el embarazo corre peligro de terminar en un aborto, aunque actualmente un tratamiento racional de la diabetes durante el embarazo puede reducir notablemente las posibilidades de ello.

Un hecho muy digno de tenerse en cuenta, que se presenta a menudo en la embarazada diabética, es la macrosomía fetal. Nos referimos con este término a un feto mucho más grande de lo normal en todas las dimensiones y sobre todo en el peso. Como ya dijimos anteriormente, estos recién nacidos, aparentemente sanos y fuertes, son en realidad muy frágiles, por eso se les llama gigantes con pies de arcilla. Esta macrosomía fetal es a menudo la causa de un parto difícil. En efecto, la enorme dimensión del feto no suele estar proporcionada con la pelvis materna y, por lo tanto, puede dar lugar a la imposibilidad de llevar a cabo un parto por las vías naturales.

Si se hace necesaria la operación de cesárea se tendrá que poner particular atención en la anestesia, recordando la fragilidad de estos fetos y su extrema sensibilidad ante el fármaco anestésico. Otros inconvenientes relacionados con la enfermedad diabética están representados por procesos infecciosos a los que tiende fácilmente la mujer encinta después de haber dado a luz.

El niño de madre diabética puede ser víctima, inmediatamente después del parto, de una gravísima crisis hipoglucémica debida a la hiperfunción del páncreas fetal. Esta crisis se previene con administraciones, por vía endovenosa, de soluciones de glucosa.

Por otra parte, el embarazo, como quiera que constituye un estrés físico y psíquico, puede revelar a menudo una diabetes latente, no descubierta, de la madre.

Es de gran interés el estudio de la herencia de la diabetes. Si la madre es diabética, pero el padre es sano y procede de una familia sana, los hijos casi nunca serán diabéticos. Si el padre y la madre son diabéticos los hijos serán con frecuencia diabéticos. Si uno de los padres, aun estando clínicamente sano, proviene de una familia afectada de diabetes, y el otro está enfermo, el 50 % de los hijos estarán enfermos, el otro 50 % serán sanos, pero con posibilidades de transmitir diabetes a sus descendientes. Esta herencia, llamada recesiva, de la diabetes comporta graves problemas de eugenética, es decir, de salud de la estirpe.

Fibromas uterinos

Aun siendo muy raro, el cáncer de útero durante el embarazo implica graves preocupaciones morales para el médico, siendo esta una enfermedad que, si es operable, impone el aborto terapéutico. Moralmente es más grave todavía el problema del cáncer inoperable durante el embarazo, ya que en este caso el médico debe valorar no sólo las indicaciones clínicas, sino también el deseo de la mujer de dar a luz, que puede inducir a hacer suspender todos los tratamientos terapéuticos.

Los fibromas uterinos pueden desarrollarse y modificarse durante el embarazo. A veces son causas de aborto o de alteraciones del mecanismo hemostático del *post partum*. Es preferible no intervenir, si el fibroma es pequeño y si se presume que no obstaculizará el desarrollo del parto. Si el fibroma tiende a crecer, puede ser oportuno intervenir practicando una operación de cesárea que permita el nacimiento del niño sin graves peligros que permita al mismo tiempo al médico extirpar los fibromas existentes en el útero.*

---

* Sin embargo, la extirpación de uno o varios fibromas uterinos durante el acto operatorio en una cesárea, no es aconsejable por el peligro de hemorragias que implica.

Fisiología del parto

Por parto se entiende la expulsión del feto y de los anexos fetales de la cavidad uterina.

Como ya hemos dicho, el embarazo dura en la mujer alrededor de 281 días, al término de los cuales se inician las contracciones uterinas que determina la progresión del feto a través de la pelvis de la madre. La pelvis junto con las otras partes blandas, constituye el canal del parto. *El trabajo del parto* es el período final del embarazo.

Con este nombre indicamos, por tanto, aquel conjunto de fenómenos caracterizados sobre todo por las violentas contracciones de la musculatura uterina que son necesarias para expulsar del útero materno el feto, el cual ya ha adquirido un grado de maduración y de diferenciación en todos sus órganos suficiente para permitirle vivir una existencia autónoma.

El parto

Nos hemos preguntado siempre por qué al término de los nueve meses tienen inicio las contracciones propias del parto. ¿Cuál es el misterioso mensaje que comunica a la madre que el niño que ha custodiado celosamente en su seno durante tantos días está finalmente preparado para separarse de ella y vivir solo?

A esta pregunta no se ha dado nunca una respuesta satisfactoria. Si recorriéramos la abundantísima literatura médica encontraríamos muchas explicaciones que, si bien actualmente nos podrían parecer ilógicas, no dejaban en su momento de ser poéticas.

Actualmente la bioquímica y la fisiología han podido explicar el desencadenamiento del trabajo del parto por un mecanismo de origen endocrino. Ya hemos expuesto en la primera parte del libro el concepto de hormonas y hemos explicado la tasa de los estrógenos y sobre todo de progesterona que en la última fase del embarazo son producidos por la misma placenta. La progesterona tiene una característica acción relajante sobre la musculatura uterina, que impide por lo mismo la aparición de las contracciones. Ha sido posible demostrar que antes de desencadenarse el trabajo del parto la tasa de progesterona circulante en la sangre materna decae rápidamente.

Al mismo tiempo vemos que hay en la sangre de la madre una nueva hormona, la occitocina, que favorece el desarrollo del parto produciendo las contracciones uterinas. También esta hormona, como tantas otras de las que ya hemos hablado, está producida por la hipófisis, una pequeña glándula endocrina estrechamente unida a importantes centros cerebrales que tiene gran influencia sobre todas las funciones principales de nuestro organismo. La occitocina actúa sobre el músculo uterino, hasta aumentar unas 30 veces su volumen, estimulándolo a contraerse.

A menudo la futura madre, sobre todo si es primípara, pregunta con insistencia al médico la fecha exacta en que tendrá lugar el feliz acontecimiento, pero es muy difícil dar una respuesta a esta pregunta, porque a menudo es imposible calcular el momento que ha tenido lugar la fecundación. Como simple orientación podemos basarnos en el conocimiento de los ciclos menstruales: si los ciclos eran de 28 días (ciclo normal) podemos calcular la fecha quitando 3 meses desde el día de la última menstruación y añadiendo siete días. O sea, que si estamos, por ejemplo, en el día 1 de marzo (fecha de la última menstruación) el parto tendrá lugar probablemente el 8 de diciembre.

Si los ciclos eran más cortos restaremos la cantidad de días que a la mujer se le adelantaba la menstruación. Si los ciclos eran más largos añadiremos la cantidad de días que la mujer llevaba de retraso en la menstruación.

Mecanismo del parto

Para explicar esquemáticamente el desarrollo del parto consideraremos lo siguiente:
   1) el camino que se recorre, o sea, el canal del parto;
   2) el objeto que recorre este canal, es decir, el feto;
   3) el aparato motor, o sea, el cuerpo uterino que se contrae.

EL CANAL DEL PARTO

El canal del parto está rodeado, casi por completo, por la pequeña pelvis. Este cinturón óseo constituye el obstáculo más importante para la progresión del feto, que ya es indeformable. Por esto el médico procura observar con gran atención la relación que existe entre el volumen del feto y la pelvis materna, para de este modo comprobar que no existe una desproporción entre ambos.

La pelvis es la parte ósea que muestra las mayores diferencias entre el hombre y la mujer, tanto, que los antropólogos, al observarla en un esqueleto de hace millares de años, no dudan en determinar su sexo al primer golpe de vista.

La pelvis femenina, notablemente más ancha y regular que la masculina, tiene un aspecto que puede ser comparado a un corazón como el que se ve en las barajas de cartas. La naturaleza ha construido de un modo admirable este canal amplio y regular para permitir al feto salir del vientre materno. Tanto es así, que las mujeres que presentan una pelvis mal conformada o estrecha, muy raramente pueden dar a luz por las vías normales; en este caso es casi siempre imprescindible recurrir a la operación de cesárea.

La pelvis pequeña puede ser comparada a un cilindro cuyas bases son dos planos imaginarios, el estrecho superior y el estrecho inferior, y que presenta una curva dirigida hacia delante. La puerta de ingreso del feto en el canal (estrecho superior) es un plano imaginario inclinado hacia delante unos 60° y delimitado posteriormente por el promontorio del sacro (ángulo entre la quinta vértebra lumbar y la primera sacra), delante del borde superior del pubis y lateralmente por una línea que une el sacro con el pubis pasando por el hueso ilíaco (línea innominada).

La puerta de salida que debe atravesar el feto es el estrecho inferior. Este, en un esqueleto normal y en su diámetro anteroposterior (el que va del cóccix al pubis) parece minúsculo, mide 9,5 cm. Pero durante el desarrollo del parto el cóccix puede fácilmente ser empujado hacia atrás de 3 a 6 cm, dada la gran flexibilidad que durante el embarazo tienen sus ligamentos.

Es muy importante que la mujer, antes del momento del parto, haya sido visitada por un médico que compruebe la forma y dimensiones de su pelvis. Hay que tener presente que las mujeres con una estatura inferior a un metro cincuenta poseen con frecuencia una pelvis «defectuosa», y que si bien con los métodos terapéuticos modernos también estas mujeres pueden tener un parto feliz, es indispensable que el médico siga atentamente el transcurso de su embarazo y, en caso de una manifiesta desproporción maternofetal, someta a la mujer a una operación quirúrgica.

Las partes blandas que constituyen un obstáculo para la progresión del feto son: el *segmento inferior* (constituido por la parte del útero, que une el cuerpo al cuello y que llamamos istmo), el *cuello del útero*, la *vagina*, el *plano muscular del perineo*, que es la parte que opone mayor resistencia, sobre todo en las primíparas entradas en años, y la *vulva*.

El feto

Encerrado en la acogedora cavidad uterina de la madre se presenta generalmente encogido sobre sí mismo, con la cabeza puesta de manera que la barbilla toque el pecho, la espalda curvada y los miembros completamente flexionados. La cabeza está generalmente situada hacia abajo, el torso hacia delante y hacia la izquierda (o hacia la derecha) y el polo dodálico, constituido por las nalgas y los miembros inferiores. Tenemos la presentación de cabeza en que esta está completamente flexionada y tenemos la presentación de vértices, que es la más corriente (93 %) y la más idónea para el desarrollo normal del parto. La posición de la cabeza puede ser de flexión incompleta o de deflexión, lo que daría lugar a la presentación de bregma, de frente o de cara, posición que se produce raramente y que provoca muy a menudo un parto distócico. En el 3 o 4 % de los casos las nalgas están hacia abajo y la cabeza

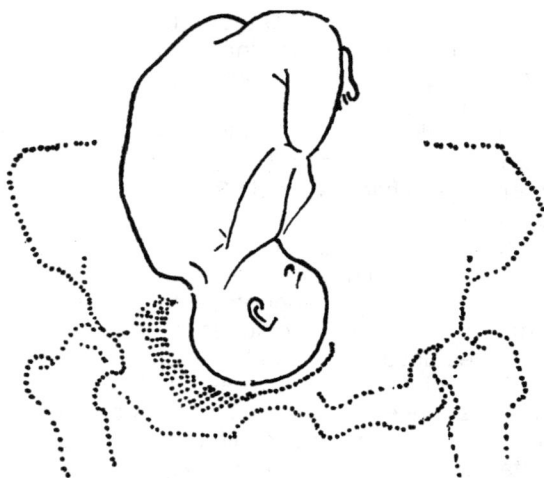

Presentación normal del feto

hacia arriba. Mucho más raramente el feto está situado oblicuamente o transversalmente (presentación de hombro).

La cabeza fetal constituye, a diferencia de la del adulto, la parte más voluminosa del cuerpo. Los huesos del cráneo no están completamente soldados entre sí y las suturas de la cabeza fetal tampoco están completamente soldadas. En los puntos de encuentro de los diferentes huesos se hallan los amplios espacios vacíos que reciben el nombre de *fontanelas*.

Las más importantes son: la fontanela anterior o gran fontanela, situada en el punto de encuentro entre los huesos frontales y los parietales, que tienen un aspecto irregularmente cuadrangular; la fontanela posterior o pequeña fontanela, situada entre los parietales y el occipital, que presenta un aspecto triangular. La presencia de estas discontinuidades en los huesos permite la reductibilidad de la cabeza fetal durante el parto y permitirá el desarrollo del cerebro en el niño.

APARATO MOTOR

Las contracciones del útero constituyen las fuerzas eficientes del

72

parto. Estas contracciones son favorecidas por la contracción de los músculos de la pared abdominal (fuerzas auxiliares). La característica disposición en espiral de las fibras musculares uterinas hace que cuando el cuerpo se contrae disminuyendo el volumen del útero, el segmento inferior, dada la retracción de sus capas musculares, se dilate aplanándose y abriéndose ante el paso de la cabeza fetal.

La estructura de la musculatura uterina difiere de la de los músculos voluntarios: es parecida a las fibras lisas de los otros órganos internos, y su actividad es controlada por el sistema nervioso vegetativo. Esta es, por lo tanto, independiente de la voluntad.

Entre una contracción y otra del cuerpo uterino se interpone una pausa que permite descansar tanto a la madre como al feto.

El útero se contrae también durante el embarazo, pero estas contracciones pasan, generalmente, inadvertidas a la mujer.

Durante el trabajo del parto, las contracciones se hacen más largas y más frecuentes, alcanzando su máxima intensidad en el período de expulsión.

Después del *alumbramiento*, el útero se contrae reduciéndose muchísimo y formando el llamado *globo de seguridad* que garantiza la hemostasia de los vasos lacerados.

El parto fisiológico ha sido dividido en varios períodos:

Período prodrómico

En este se produce la distensión del segmento inferior que va acompañada de la dilatación del orificio uterino y del acortamiento del cuello.

Período dilatante

En él se abre el cuello uterino y se forma la bolsa de aguas. La rotura de la bolsa de las aguas puede acontecer tanto antes del parto, como durante los dolores del parto, y durante este, tanto en el período de dilatación como en el de expulsión.

Período de expulsión

Es aquel en el cual el feto sale al exterior a través del aparato genital materno. Sigue a ello la expulsión de la placenta y de los anejos fetales, todo lo cual es conocido con el nombre de *período de alumbramiento.*

En las dos horas sucesivas tenemos los fenómenos de posparto, que deben ser seguidos atentamente por el médico.

Fenómenos mecánicos durante el parto

Los fenómenos mecánicos del momento del parto constituyen todas aquellas modificaciones experimentadas por el feto durante su transcurso por el canal del parto.

En un primer momento, la cabeza fetal, bajo la acción de las contracciones uterinas, reduce su diámetro y pasa a través del estrecho superior. Seguidamente la cabeza fetal progresa hasta llegar al estrecho inferior. Durante este tiempo la cabeza fetal gira un octavo de círculo, de manera que su diámetro mayor, que antes era oblicuo respecto al eje de la pelvis materna, se sitúa en posición anteroposterior con el occipucio debajo del pubis.

Sucesivamente, flexionándose por debajo del pubis con un movimiento de extensión, la cabeza sale de la vulva materna. Cuando la cabeza ha sido expulsada, los hombros giran en el interior del canal y el resto del cuerpo es expulsado con gran facilidad. Dada la gran presión a la que ha sido sometida la cabeza fetal durante el parto, se forma en ella una tumefacción subcutánea que recibe el nombre de *tumor de parto* y que, a menudo, cuando es muy desarrollada, sobre todo en las presentaciones de cara, deforma el aspecto del feto e impresiona notablemente a la madre. No hay que preocuparse, ya que en pocos días esta infiltración es fácilmente reabsorbida.

Comportamiento de la madre durante el parto

En espera del parto, la mujer que se prepara para ser madre, consciente de la importancia del acontecimiento del que será protagonista activa, debe controlarse escrupulosamente. Es importante que la futura madre, especialmente si es primípara, procure mantenerse serena y disminuya sus actividades. Un reposo absoluto en la cama es decididamente poco aconsejable, siempre que el embarazo haya tenido un desarrollo normal. Las mujeres deben preparar el ajuar para el recién nacido y organizar la casa del modo conveniente, procurando encontrar una persona que pueda hacer los trabajos domésticos mientras ellas estén en la clínica y en la cama los días siguientes al alumbramiento.

Precauciones previas al parto

La mujer debe poner mucha atención en no tropezar con los obstáculos que suelen encontrarse incluso en las casas más ordenadas, especialmente cuando hay niños (alfombras enrrolladas, exceso de cera, patines con ruedas, etc.), ya que sus movimientos quedan dificultados por el gran desarrollo de su abdomen, y cualquier trauma podría acelerar peligrosamente el parto.

La higiene íntima requiere gran atención; se deben evitar los jabones excesivamente alcalinos y utilizar agua tibia para lavarse. Es indispensable para la mujer embarazada controlar, cada vez con mayor frecuencia, su propio peso y observar con atención que no se hinchen sus tobillos y no aparezcan varices. Es muy conveniente limitar los líquidos y la sal en la propia alimentación, y si se producen vómitos insistentes, permanecer en la cama a oscuras ingiriendo té con abundante azúcar y limón. Es indispensable un análisis semanal o bisemanal de la orina, el control de la presión arterial y la visita al médico cuando la mujer embarazada sufra cefaleas intensas y dolores abdominales. Estos pueden ser los primeros síntomas subjetivos de un gran síndrome morboso denominado *gestosis del tercer trimestre*.

El útero, que ya ha dado señales de vida durante los últimos 45 días de gestación por medio de contracciones irregulares, y muy distanciadas, al iniciarse el trabajo del parto (período prodrómico) empieza a contraerse a intervalos más irregulares, aunque la separación entre ellos sea de unos 20 minutos. La contracción del útero es advertida por la mujer como un endurecimiento seguido por una relajación. Apoyando las manos sobre el abdomen se puede percibir claramente esta contracción involuntaria. El período prodrómico dura mucho en las mujeres primíparas, en las que la cabeza fetal se sitúa en el estrecho superior ya durante los últimos días del embarazo, dando a la madre una sensación de peso en la región del pubis.

Es inútil internarse en la clínica durante el período prodrómico. Si el embarazo es normal, la madre esperará que aparezcan las contracciones del período dilatante anunciadas por una pérdida de moco mezclado con sangre (la mujer señala por primera vez) debido a la salida del tapón mucoso cervical. Las contracciones del período dilatante son muy rítmicas (con un intervalo de 5 a 10 minutos y una duración de 20 a 30 segundos).

En general, estas contracciones empiezan al anochecer. No sabemos la razón de esta circunstancia. Al iniciarse el período dilatante, si la mujer ha decidido dar a luz en una clínica debe internarse. El período dilatante dura de 9 a 22 horas en la primípara, de 5 a 9 horas en la multípara, y las contracciones son cada vez más frecuentes. En este período, si las membranas permanecen íntegras, la mujer puede estar levantada y pasear. Es importante que se mantenga serena y que controle atentamente la regularidad de las contracciones del útero. No hay que preocuparse por al duración más o menos larga de este período, ya que fisiológicamente es muy variable. En esta fase, cuando se advierten las contracciones, debe relajarse completamente y no debe tener miedo, puesto que de este modo favorecerá la evolución de las contracciones uterinas.

Al final del período dilatante suele producirse la rotura de la bolsa de aguas, la cual es advertida por la mujer como una salida indolora de líquido por los genitales externos. Esta rotura algunas veces no es espontánea, debiendo el médico romper con una pinza la bolsa de las aguas.

Después de la rotura de la bolsa se inicia el período de expulsión, durante el cual el niño, empujado por la contracción uterina, abandonará el seno materno y será dado a luz. El inicio de la progresión es señalado por una pequeña pérdida de sangre (la mujer señala por segunda vez).

Las contracciones uterinas se prolongan ahora unos 30 o 40 segundos y se distancian de 2 a 3 minutos. La mujer se lamenta de modo característico y advierte una incontenible necesidad de empujar. Este período dura de 1 a 4 horas en la primípara y de media hora a hora y media en la multípara. Es muy importante que durante este período la mujer no se deje dominar por el miedo, sino que colabore estrechamente con el médico siguiendo sus indicaciones.

La mujer, durante el período de expulsión, debe permanecer en la cama, echada. El médico deberá controlar el latido cardíaco fetal y la temperatura y pulso de la madre. Deberá empujar moderadamente mientras esté en la cama y después, cuando el feto haya progresado notablemente, deberá ser conducida a la sala de partos. En este lugar, si no se ha hecho antes, se rasurará a la paciente y se procederá a la desinfección de los genitales externos mediante un líquido antiséptico. La mujer deberá empujar cada vez que se produzca una contracción. Seguidamente deberá vaciarse la vejiga urinaria por medio de una sonda estéril. La contracción de expulsión pone en acción la presión de la cavidad abdominal y favorece la contracción involuntaria del útero.

La necesidad de empujar es espontánea, pero es indispensable que la mujer empuje al unísono para no desperdiciar sus fuerzas y para secundar lo más posible la acción de expulsión.

El desarrollo del parto

La posición que se debe adoptar en la mesa de partos es la siguiente: los muslos deben estar completamente separados, las piernas deben estar flexionadas, el tronco ligeramente levantado, la cabeza flexionada y las manos deben sujetarse fuertemente a la mesa o a las rodillas. Los brazos deben estar ligeramente separados, como los de un experto remero. En el momento en que se efectúa la contracción uterina, la mujer debe inspirar profundamente por la nariz y espirar con la glotis cerrada.

De este modo los pulmones estarán llenos de aire y el diafragma será empujado hacia abajo. Simultáneamente la paciente deberá contraer los músculos abdominales. Así la presión será realmente eficiente y la mujer advertirá el movimiento de la cabeza fetal al descender progresivamente.

En este período no hay que asustarse, pues esto prolongaría el trabajo del parto, dando lugar a que las contracciones uterinas fuesen verdaderamente dolorosas. Entre una y otra contracción uterina la mujer debe relajarse completamente y respirar libremente.

Cuando la cabeza fetal llegue al plano perineal, la mujer ya no tiene que empujar, ya que si lo hiciera produciría desgarros. Es misión de la comadrona o del médico proteger el plano perineal, y favorecer la expulsión de la cabeza. Salida la cabeza, el resto del cuerpo fetal se expulsará con relativa facilidad advirtiendo la madre una sensación de felicidad al ver al niño que ha dado a luz con tanto amor.

El sacrificio que este hijo le ha impuesto habrá sido tanto más pequeño cuanto más atenta y serena haya sido su colaboración, cuanto más amoroso estudio haya dedicado al conocimiento de su cuerpo, mayor atención haya prestado a las modificaciones fisiológicas de su organismo durante el curso del embarazo y cuanto más diligente haya respondido a las órdenes que la misma naturaleza haya impartido. Apenas el feto haya salido, la comadrona pinzará el cordón umbilical y lo cortará con unas tijeras.

El niño, ya completamente separado de la madre, respirará por primera vez y dejará oír a la madre, ahora ya sonriente, su primer gemido.

Ya sólo queda por expulsar la placenta. El útero sigue contrayéndose, pero la madre ya no advierte estas contracciones, el funículo desciende lentamente de los genitales externos y al fin, precedida y seguida por la pérdida de unos 200 cc de sangre, es expulsada la placenta.

Parto sin dolor

Desde la más remota antigüedad, la palabra parto ha sido asociada al concepto de gran dolor. En la misma Biblia se atribuyen al Creador las palabras «parirás con dolor» dirigidas a la primera mujer, Eva, en el momento en que fue expulsada del paraíso terrenal. Por este motivo, la Iglesia católica se ha opuesto históricamente al uso de sustancias analgésicas durante el desarrollo de un parto normal. Prescindiendo de consideraciones de orden religioso y moral, podemos decir que la anestesia es indispensable en el caso de un parto distócico. Se puede emplear la anestesia, siempre que se utilice de forma que la paciente mantenga pleno conocimiento y no obstaculice las contracciones uterinas. Las sustancias analgésicas pueden ser siempre más o menos perniciosas para el feto.

Preparación para el parto sin dolor

En los últimos años ha sido posible practicar algunos métodos que reducen y, algunas veces, suprimen completamente el dolor del parto, sin perjudicar ni a la madre ni al feto. El método más antiguo (método de Read) se basa en el concepto de que el miedo a los dolores del parto, infundido a través de la tradición cultural y de las conversaciones familiares y con las amigas, origina en la mujer un estado de ansiedad y de tensión que determina la sensación dolorosa cada vez que se produce una contracción uterina.

La oportuna preparación psicológica y el aprendizaje de ejercicios gimnásticos que permiten modificar el tono de los músculos voluntarios causa una disminución de la sensibilidad dolorosa.

El método ruso, que tiene su origen en el estudio del famoso fisiólogo Pavlov, sobre los reflejos condicionados, tiene bases más rigurosamente científicas. Pavlov ha demostrado, merced a algunos experimentos, que es posible, incluso en los animales inferiores, determinar los comienzos de un fenómeno reflejo mediante estímulos que no tienen nada en común en el fenómeno mismo. Un ejemplo típico de reflejo condicionado en la especie, es la segregación de jugos gástricos (hacerse la boca agua) a la vista de un plato bien preparado, aun antes de probarlo o de olerlo. Esto se explica por el hecho de que, después de numerosas experiencias a nivel de la capa cortical, la sensación visual ha sido asociada a sensaciones de olfato y del gusto, suficientes para estimular la secreción de las glándulas del aparato digestivo.

Habiendo sido asociada la sensación de contracción uterina con el dolor, el trabajo del parto es concebido por la mujer como doloroso. El método ruso tiende a sustituir, mediante una oportuna preparación, el reflejo condicionado (contracción igual al dolor) con otros reflejos, para que de este modo la mujer se distraiga.

Mediante lecciones colectivas el médico acostumbrará a la mujer durante el embarazo, ya de palabra, ya por medio de oportunos ejercicios físicos y sobre todo con el estudio de particulares ejercicios respiratorios, a sincronizar en su capa cortical la contracción uterina con particulares posturas adoptadas durante las diversas etapas del parto.

La mujer que ha seguido de manera consciente las modificaciones biológicas que tienen lugar en su organismo y que ha aprendido a efectuar ejercicios físicos poniéndolos en práctica en el momento del parto, advertirá la contracción uterina como un ligero malestar sin sentir dolor.

El parto anormal

Cuando un parto no se desarrolla en las condiciones normales ni se produce al final del período correcto no puede hablarse de parto normal. Es un parto anormal y el recién nacido es un niño prematuro.

El parto prematuro

Cuando el niño nace antes de 260 días de gestación, el parto se llama *prematuro*. Si el niño nace antes de los 7 meses es muy difícil que pueda sobrevivir, aun cuando los modernos aparatos (incubadoras) y los medios terapéuticos adecuados hayan permitido reducir notablemente la mortalidad de estos recién nacidos. Cuando el prematuro tiene un peso inferior a los 2.500 g se llama *inmaduro*.

El prematuro se caracteriza por un escaso desarrollo somático, la cabeza es muy grande comparada con el resto del cuerpo, la piel es roja y cubierta de pelusilla. La longitud del cuerpo es menor, con lo que es fácil que presente fenómenos hemorrágicos y anémicos. Muchas enfermedades maternas generales o localizadas del aparato genital, así como en el caso del parto gemelar o de malformaciones fetales, pueden provocar el parto prematuro. Este parto se anuncia con dolores abdominales o lumbares acompañados por pérdidas hemáticas.

La amenaza de parto prematuro debe inducir a la mujer a permanecer en reposo absoluto en cama y a llamar al médico que establecerá la terapéutica adecuada. El parto prematuro no es peligroso casi nunca para la mujer, dadas las pequeñas dimensiones del feto; de todos modos esta debe mantenerse muy serena y obedecer los consejos del médico para evitar que una prolongación del parto pueda perjudicar al feto, que, dado su escaso desarrollo, es más débil al nacer.

El niño prematuro necesita particulares cuidados, siendo a menudo necesario internarlo en una clínica apropiada donde pueda ser preservado de los tres peligros más importantes que pueden amenazarle: la deshidratación, la infección y la hipotermia.

Dada la escasa adaptabilidad del feto ante la variación de las condiciones climáticas, este tiende efectivamente a modificar su temperatura hacia un nivel muy bajo, Es necesario, por tanto, mantenerlo en una incubadora para que le sea suministrado aire enriquecido con oxígeno. Por el escaso desarrollo de su aparato digestivo y su frecuente carencia del reflejo de la succión, a menudo es indispensable que el niño prematuro sea alimentado con una sonda, con leche muy diluida y enriquecida con vitaminas. Es también indispensable la más completa asepsia, dada la gran receptividad del niño ante los agentes infecciosos más corrientes. Todo esto hace que sea imposible llevarlo a casa y obliga a mantenerlo en una clínica bien equipada. El niño prematuro es, muy a menudo, feo, incluso para la madre que lo ha engendrado, pero esta no debe temer por su desarrollo físico e intelectual. Sabemos que muchos grandes hombres, como Julio César, Miguel Ángel y Winston Churchill nacieron prematuros. El prematuro debe ser, por consiguiente, muy amado y cuidado por la madre, para ayudarle a desarrollarse.

El parto hipermaduro

Se habla de embarazo prolongado cuando el feto viene a luz 295 días después de la fecha de la última menstruación. Es muy interesante saber que con frecuencia el embarazo puede alargarse más allá de los 300 días. Esta posibilidad ocasiona graves problemas de medicina legal, porque sabemos que para la ley española, un hijo nacido después de 300 días de separación de un matrimonio puede ser declarado ilegítimo.

Las causas que determinan la prolongación del embarazo pueden ser de origen materno y fetal. Puede existir una particular atonía en la musculatura uterina o un espasmo localizado en el segmento cervical que impida la dilatación del cuello uterino a pesar de las contracciones del cuerpo. También los factores hormonales como la existencia de una elevada tasa de progesterona en la sangre, alteraciones del metabolismo y del equilibrio electrolítico, factores hereditarios constitucionales y factores psíquicos, pueden influir en la duración del embarazo.

El recién nacido hipermaduro es frecuentemente de dimensiones superiores a la normal y por este motivo el parto es siempre largo y difícil, siendo necesario con frecuencia practicar una operación cesárea. El hipermaduro puede parecer que tenga una edad superior a la del recién nacido normal, es más alto y más gordo, con mucho cabello y uñas muy largas. Otras veces puede parecer desnutrido, con la piel rugosa y el color de un tono amarillo verdoso. Estos fenómenos de distrofia son debidos a alteraciones por envejecimiento de la placenta y un paso insuficiente de oxígeno y de sustancias nutritivas de la madre al feto.

Es muy difícil diagnosticar un embarazo prolongado, y sobre todo es aconsejable no basarse nunca en la fecha de las menstruaciones, ya que la mujer puede haber tenido un mes de amenorrea antes del embarazo y en este caso diagnosticaríamos como prolongado un embarazo normal, o bien, en los primeros meses de embarazo se puede haber tenido una menstruación que haga fallar nuestros cálculos.

Lo que nos puede inducir a hacer un diagnóstico de parto hipermaduro es la aparición, algunos días antes, de un falso inicio de parto que coincide con el fin del embarazo y las modificaciones del volumen del útero. Cuando la mujer crea que ha llegado el fin del embarazo debe hacerse visitar por el médico que, si presume que el niño pueda sufrir, o comprueba una desproporción materno-fetal, aconsejará recurrir a la cesárea. Algunas veces una adecuada terapéutica médica puede acelerar el desencadenamiento del parto.

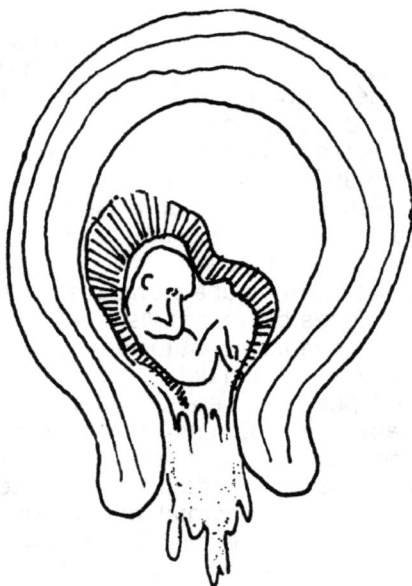

Aborto inevitable

El niño hipermaduro, sobre todo si es hijo de madre diabética, necesita cuidados particulares, aunque su aspecto pueda ser muy robusto (gigantes con pies de arcilla).

El aborto

La interrupción del embarazo antes de los 180 días recibe el nombre de aborto. Muchísimos embarazos, un 15 por 100, terminan antes del día 180 a partir de la última menstruación, y el feto expulsado no es nunca viable. Las causas que determinan el aborto pueden ser maternas, fetales, mixtas y paternas.

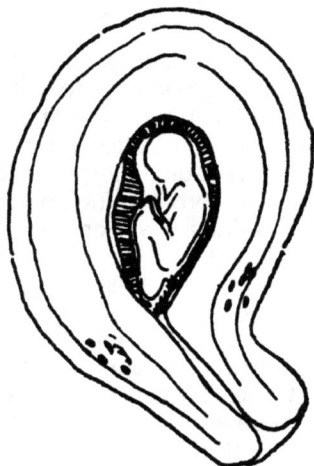

Aborto interno

Causas de aborto

Entre las causas maternas tienen gran importancia las malformaciones y anomalías de posición del útero y las alteraciones hormonales de la mujer. Pero también muchas enfermedades generales que presenta la mujer embarazada pueden provocar el aborto: la diabetes, la sífilis y la toxicosis del embarazo.

Son también muchísimas las anomalías de origen fetal, sobre todo de origen genético. El factor más importante mixto maternofetal se debe a la incompatibilidad Rh de la que hemos hablado extensamente en un capítulo precedente.

Entre las causas paternas existe sobre todo el alcoholismo, las intoxicaciones por el tabaco o enfermedades profesionales y la edad avanzada. En estos casos los espermatozoides son anormales.

Todos estos casos pertenecen a lo que se conoce como aborto espontáneo cuando en su etiología intervienen exclusivamente los factores biológicos. Nada tiene que ver con los diferentes supuestos de aborto provocado que recoge la legislación española.

Amenaza de aborto

Algunas veces podrán ser objeto de consideración algunos casos particulares que ponen en peligro la vida de la madre.

Es importante diferenciar clínicamente la amenaza de aborto, de un aborto inevitable. Ambos abortos se caracterizan por una gran pérdida de sangre por la vagina, pero difieren porque cuando la amenaza de aborto se transforma en un aborto inevitable aparecen las contracciones uterinas y el característico dolor lumbo sacro.

Toda pérdida hemática durante el embarazo debe obligar a la mujer a permanecer en reposo en la cama. Se deberá llamar al médico, el cual, basándose en estos síntomas y en la exploración vaginal, establecerá el pronóstico (o sea, si se trata de una amenaza de aborto o de un aborto inevitable). Es indispensable que el reposo absoluto en cama se efectúe durante más de una semana y que siga escrupulosamente la terapéutica hormonal y antiespasmódica prescrita por el médico.

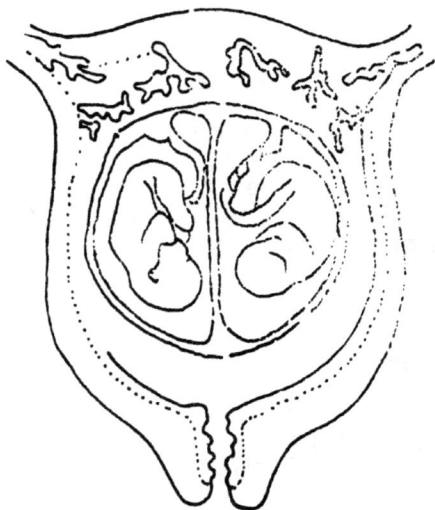

Gemelos univitelinos

Si la presencia de las contracciones uterinas, del dolor insistente y la dilatación del canal cervical demuestran la inevitabilidad del aborto, la mujer debe ser internada en una clínica, donde se favorecerá el vaciamiento del útero, el cual se producirá o bien espontáneamente o por medio del legrado de la cavidad uterina. Cuando el aborto es incompleto, es imprescindible el legrado de la cavidad uterina para eliminar los restos de placenta que permanecen en ella.

La mujer que ha tenido uno o más abortos debe ser observada atentamente en el transcurso de sus sucesivos embarazos, ya que pueden existir enfermedades que, aun sin manifestarse clínicamente, son causantes de estos abortos. Es por tanto indispensable que la mujer que ha sufrido varias interrupciones de embarazo observe con gran atención los consejos del médico y todas las normas explicadas por nosotros en el capítulo correspondiente a la higiene del embarazo, limitando al máximo su actividad física y sus preocupaciones.

El parto múltiple

En los mamíferos inferiores es frecuentísimo el parto múltiple. En la especie humana, en cambio, lo normal es el parto simple. Estadísticamente se ha demostrado que se produce un parto gemelar de cada 80 partos, un trigemelar cada 370.000 y un pentagemelar, cada 40 millones. El caso de las cinco gemelas Dionne fue memorable, porque han sobrevivido todas y porque son univitelinas.

Los gemelos pueden ser univitelinos o bivitelinos. Los primeros se reconocen fácilmente porque son muy parecidos y tienen el mismo tipo genético hereditario por pertenecer siempre al mismo sexo. El embarazo univitelino ha sido explicado de diversas maneras. Algunos lo interpretan como un huevo con dos núcleos fecundado por un solo espermatozoide con dos cabezas. Pero la hipótesis más aceptada es que el óvulo fecundado por un solo espermatozoide ha sufrido una división precoz con formación de dos o más embriones.

Según el estado de segmentación en que se produce la división de los embriones, los fetos pueden tener en común el amnios y el cordón, o bien ser completamente independientes. Los cordones umbilicales están normalmente separados.

La tesis sobre el origen de los gemelos univitelinos de un solo huevo y un solo espermatozoide es convalidada por las modernas leyes de genética y por los estudios efectuados con animales inferiores.

Los gemelos bivitelinos son más frecuentes (70%); en general son debidos a la fecundación contemporánea de dos óvulos por dos espermatozoides distintos. Los óvulos pueden proceder del mismo ovario o de ambos. A veces la fecundación se efectúa después de dos cohabitaciones diferentes hechas durante el mismo ciclo o en ciclos sucesivos. Los gemelos bivitelinos pueden ser de diferente sexo y no parecerse entre sí y se comportan en la práctica como dos hijos de los mismos padres nacidos de diferentes partos. Estos gemelos presentan, como es lógico, dos placentas completamente separadas. Algunas veces en los partos plurigemelares puede darse el caso de que algunos gemelos sean univitelinos y otros bivitelinos. Muy frecuentemente en los embarazos bivitelinos se encuentran en la anamnesis de la madre o de sus ascendientes otros embarazos gemelares.

El embarazo gemelar lleva en algunos casos al aborto y con frecuencia al parto prematuro. Con mayor o menor frecuencia pueden aparecer alteraciones de tipo gestósico o hidramnios (aumento de líquido amniótico acompañado por un volumen exagerado del útero).

El diagnóstico de embarazo gemelar es a menudo muy fácil, aun durante la gestación, ya que es posible escuchar los diversos latidos cardíacos fetales y palpar dos cabezas y dos nalgas.

El medio más seguro es el examen radiográfico o por ecografía, especialmente cuando la presencia de un hidramnios nos impide comprobar los síntomas anteriormente expuestos.

Muchas veces, sobre todo cuando el embarazo ha transcurrido sin alteraciones, nos damos cuenta de la existencia de un segundo feto sólo cuando el primero ya ha sido dado a luz. En la actualidad es una situación poco frecuente.

En general los dos gemelos se disponen longitudinalmente, uno con la cabeza hacia abajo y otro con la cabeza en el fondo del útero. En este caso el parto se desarrolla fácilmente, porque, como ya hemos dicho anteriormente, los gemelos son casi siempre dados a luz prematuramente, siendo difícil por tanto, una desproporción materno-fetal.

Sin embargo, en algunos casos, se producen incidentes. El más grave es el engarzamiento de los gemelos cuando los dos fetos se introducen simultáneamente en el estrecho superior.

Duplicaciones y anomalías genéticas

Ya hemos explicado cómo se produce el embarazo gemelar univitelino. Por el mismo mecanismo de división del huevo en dos partes podemos explicarnos muchas otras alteraciones.

La división del embrión en dos partes puede ser más o menos completa y por tanto los gemelos pueden estar unidos entre ellos y tener una parte del cuerpo en común. Este caso es el de los hermanos siameses. La moderna cirugía infantil permite muy a menudo la separación de esta clase de hermanos, siempre, claro está, que no tengan en común un órgano vital. De este modo los dos gemelos que en el pasado estaban condenados durante toda la vida a una larga y forzada convivencia, actualmente pueden vivir felices y tener una vida autónoma como dos niños normales.

Últimamente tristes experiencias efectuadas con algunos tranquilizantes ha demostrado la existencia de sustancias de acción teratógena (productora de anomalías congénitas), que parecen influir sobre los primeros estados de segmentación del óvulo fecundado. Estas experiencias han de enseñar a las madres y a los médicos a no utilizar indiscriminadamente remedios poco experimentados durante el particular y delicado momento fisiológico del embarazo, sobre todo en su período inicial.

El embarazo extrauterino

Hemos visto que en condiciones normales el huevo se sitúa en la cavidad uterina después de haber atravesado el trayecto de la trompa. Pero pude darse el caso de que el huevo anide fuera de su asiento normal, o sea, a nivel de las trompas, o a nivel del ovario, o incluso en un punto cualquiera de la cavidad abdominal.

En esta circunstancia se habla de embarazo extrauterino, ya que toda la gestación se efectúa fuera del útero.

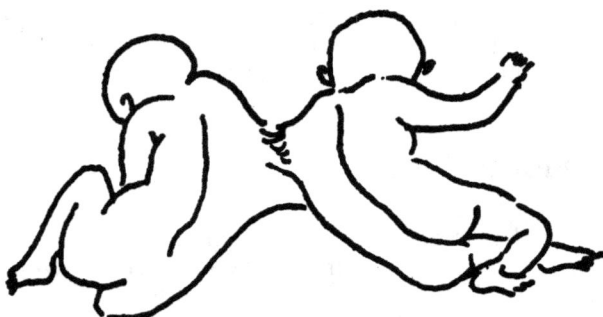
Hermanos siameses

Digamos en seguida que esta patología del embarazo no es en absoluto rara. Basta pensar que el embarazo extrauterino se da en el 2% de las mujeres internadas en una clínica ginecológica y que de cada 100 operaciones de laparatomía (abertura de la cavidad abdominal, a menudo con fines diagnósticos) en enfermas ginecológicas, por lo menos 10 presentan anomalías de la implantación del huevo fecundado.

Pero en la casi totalidad de los casos de embarazo extrauterino, el huevo se sitúa a nivel de las trompas, por lo que hay que hablar de embarazo tubárico.

Para responder a la pregunta de por qué en muchas mujeres se produce un embarazo de este tipo, no hay una sola respuesta, ya que la causa de esta patología es debida a diversos factores.

Si pensamos que cuando el huevo ha conseguido su desarrollo tiene capacidad de implantarse a nivel de una mucosa, ya sea tubárica o uterina, deduciremos que un acelerado proceso de desarrollo del huevo en este sentido podría permitir la implantación tubárica aun antes de haber llegado a la cavidad uterina.

Factores desencadenantes

De este concepto sacaremos un primer grupo de factores causantes del embarazo extrauterino, o sea, los factores que aceleran el desarrollo del huevo:

90

1) factores de orden genético;
2) factores de orden hormonal.

Pero también podemos pensar que el huevo, aun adquiriendo la capacidad de anidamiento en un tiempo normal, no consiga trasladarse en un tiempo prudencial a la cavidad uterina por ser obstaculizado en su camino. En tal caso se sitúa en la trompa o en otro lugar extrauterino, no porque haya madurado anticipadamente, sino porque ha sido bloqueado en su descenso.

Existe un segundo grupo de factores favorecedores de tal forma de gestación: son los factores obstaculizantes del descenso del huevo hacia la cavidad uterina. Tales factores pueden ser de distinta naturaleza.

PROCESOS INFLAMATORIOS

A menudo tales procesos son producidos por el gonococo, que es el germen determinante de la blenorragia o gonorrea. La acción del gonococo a nivel de las trompas puede ser causa de estenosis del canal tubárico, que obstaculiza el descenso del huevo. La mayoría de las veces tales estenosis van acompañadas de adherencias que se forman entre las trompas y los tejidos circundantes. Además de la infección gonocócica tiene mucha importancia la tuberculosa, que, en general, actúa por el mismo mecanismo.

TUMORES

Es evidente que una masa tumoral ovárica, uterina o que provenga de órganos adyacentes, puede determinar una compresión en el trayecto que ha de recorrer el huevo fecundado.

ENDOMETRIOSIS DE LA TROMPA

Con este nombre entendemos la presencia de un tejido semejante al del útero, que se forma a nivel de la mucosa tubárica. Debido a ello es fácil que en estas zonas anide el huevo, dando lugar, por tanto, al embarazo tubárico.

Si congénitamente las trompas son demasiado largas o muestran tortuosidades o curvaturas, es probable que tales situaciones anatómicas impidan el avance del huevo, no permitiendo, en consecuencia, que este consiga el desarrollo idóneo para su anidamiento.

En alguno de los factores anteriormente expuestos debemos buscar la génesis del embarazo extrauterino, que variará, por tanto, en cada caso. Veamos ahora cómo puede evolucionar tal proceso anómalo del embarazo y cuáles son las consecuencias a las que puede dar lugar.

Evolución del embarazo extrauterino

En general, el embarazo extrauterino no llega casi nunca a término, pero las raras veces que esto ocurre, dado el reducido espacio que ofrece la trompa para el desarrollo del huevo, el embrión está malformado, pudiendo ser extraído sólo mediante una operación quirúrgica.

El embarazo tubárico casi siempre degenera en aborto, que sólo si es precoz puede ser completo y evolucionar sin peligro para la madre: casi siempre es acompañado por la rotura de la trompa misma con una grave sintomatología hemorrágica.

Por esta razón es de fundamental importancia diagnosticar la presencia de un embarazo extrauterino, diferenciándolo sobre todo de un proceso infeccioso del apéndice y de una inflamación de los órganos anexos.

La mujer que, junto a síntomas característicos del embarazo (amenorrea, fenómenos simpáticos, etc.), presenta un dolor abdominal localizado en una de las fosas ilíacas y pequeñas pérdidas de sangre continuas, debe hacerse visitar atentamente por un médico, puesto que muy a menudo estos síntomas pueden ser un índice de localización tubárica del embarazo.

El diagnóstico precoz acompañado por la operación quirúrgica, que hoy en día está casi exenta de peligros, impide que al proseguir el embarazo se produzcan graves complicaciones por la rotura de la trompa.

El puerperio

Se llama puerperio al período que se inicia después del alumbramiento y que se extiende hasta el momento en que el organismo de la madre vuelve a las condiciones anatómicas y funcionales que presentaba antes del embarazo.

Modificaciones durante el puerperio

El primer día del puerperio se llama posparto. En este período la mujer debe ser vigilada atentamente para controlar sobre todo la contracción del útero. Es frecuente, en efecto, que por inercia el útero permanezca distendido y no se forme lo que hemos definido como *globo de seguridad*, presentándose en la mujer profusas hemorragias que pueden ponerla en peligro de muerte.

En este período la mujer se siente muy feliz, algunas veces se duerme serenamente y otras se hallará muy excitada por el magnífico acontecimiento del que es la protagonista. Tendrá que permanecer en cama bien tapada para vencer una sensación de frío acompañada por escalofríos que algunas veces se presentan. Después del primer día la madre podrá ocuparse completamente de su hijo.

El puerperio se caracteriza por procesos involutivos a cargo sobre todo de los órganos genitales. Cada parto y sobre todo el primero, provoca modificaciones irreversibles del aparato genital de la mujer.

El fin del puerperio coincide, por tanto, con el retorno del ovario a su actividad funcional y con la aparición de la primera menstruación llamada *mesillo*. Esta menstruación aparece en general unos 30 a 40 días después del parto, pero existe una variante que no debe preocupar a la mujer, ya que la función cíclica es siempre más bien irregular durante todo el período de la lactancia.

Las modificaciones involutivas del puerperio interesan el aparato genital y también todos los otros aparatos del organismo materno. El órgano que experimenta los procesos regresivos más importantes es el útero. El útero, cuando finaliza el parto, tiene un peso de 1500 g; para llegar a adquirir estas dimensiones se han formado en el interior de la musculatura uterina muchas nuevas pequeñas fibras musculares, hipertrofiándose y llenándose de glucógeno las ya existentes. Todos estos elementos musculares pasan por procesos degenerativos de varias clases, reduciéndose en número. También los vasos que habían aumentado notablemente se obliteran y se esclerosan. El útero, por consiguiente, disminuye rápidamente de peso. Al cabo de una semana sólo pesa 500 g y después de dos meses ha alcanzado su peso normal de 50 o 60 g. También disminuyen, naturalmente, sus dimensiones, pasando de los 20 cm a los 7 cm normales.

Durante esta involución aparecen contracciones uterinas muy irregulares llamadas *entuertos* que se acentúan en el momento de la lactancia. Todos estos fenómenos se deben a variaciones de la tasa hormonal. La expulsión de la placenta, productora de enormes cantidades de progesterona, determina la atrofia del útero, y la secreción de la hormona prolactina, estimulada por la lactancia, determina las contracciones de la musculatura uterina.

El cuello uterino permanece relajado y sobre la superficie vaginal del mismo es posible ver una o más cicatrices debidas al paso de la cabeza fetal.

La involución del útero es más rápida en las primíparas que en las pluríparas y está obstaculizada por una distensión excesiva, debida al embarazo gemelar o al hidramnios. La decidua uterina, que se había hipertrofiado enormemente durante el embarazo, experimenta procesos regresivos y es expulsada al exterior. Estas pérdidas fisiológicas del puerperio toman el nombre de *loquios*. En los dos o tres primeros días los loquios son muy rojos ya que están formados por grandes cantidades de sangre, pero seguidamente se vuelven más claros, produciendo un suero sanguinolento. Al octavo día son completamente serosos y blancuzcos. Los loquios pueden persistir hasta el vigesimoquinto día. Una anomalía muy frecuente de los loquios se debe a la retroflexión uterina que impide la salida de las secreciones. Hay que avisar siempre al médico o a la comadrona de todas las irregularidades de los loquios y de los procesos involutivos del útero.

Junto a estas modificaciones regresivas tenemos también fenómenos reparadores que conducen a la formación de una decidua menstrual y que son más acentuados en la zona uterina donde ha tenido lugar el desprendimiento de la placenta.

También la vagina y la vulva vuelven a sus primitivas condiciones adquiriendo de nuevo su tono fisiológico. Se pueden ver en la primípara los restos del himen destruidos y sanguinolentos que se atrofian. Asimismo, el resto del organismo de la mujer tiende a volver a las condiciones normales, el corazón late a un ritmo más lento ya que su trabajo ha disminuido.

Se da gran importancia al intestino porque son muy frecuentes los fenómenos de estreñimiento. Para combatir este fenómeno es aconsejable suministrar un laxante que facilite también la eliminación de los tóxicos acumulados en las asas intestinales.

Hay que evitar en cambio los laxantes salinos y recurrir más bien a las lavativas. La puérpara debe orinar frecuentemente. El aparato urinario tiene gran importancia y debe ser cuidado atentamente para evitar complicaciones renales.

Después del parto, todas las mujeres se preocupan por las condiciones de su abdomen que ha quedado distendido. Para facilitar el retorno de las paredes abdominales a su forma primitiva es aconsejable que en los primeros días de puerperio se utilice una faja y son indispensables los ejercicios gimnásticos, que deben iniciarse desde la primera semana de puerperio, sobre todo si el parto ha sido gemelar. Para desarrollar el tono de los músculos abdominales son aconsejables las flexiones sobre el tronco, las flexiones de los muslos sobre el abdomen y particularmente movimientos efectuados en el vacío como si se pedaleara una bicicleta. Efectuar esta gimnasia por la mañana será una fuente de bienestar para la mujer. Para combatir las estrías producidas por el embarazo es aconsejable hacerse masajes sobre la piel del abdomen procediendo en la misma dirección. La hiperpigmentación de la cara desaparece fácilmente y no debe ser motivo de preocupación, siempre que se observen los cuidados expuestos en el capítulo de la higiene durante el embarazo.

Se ha discutido mucho sobre la duración del reposo en cama de la madre. Se aconseja que se levante durante el cuarto o quinto día de puerperio.*

Normas higiénicas durante el puerperio

Las normas higiénicas propias de este período deben ser seguidas con gran escrupulosidad. Se debe tomar cotidianamente la temperatura de la madre, porque su organismo está fácilmente expuesto a infecciones que pueden algunas veces ser graves. La puérpara debe lavar con gran cuidado sus genitales externos, utilizando agua hervida y soluciones antisépticas suaves.

El régimen cotidiano debe ser rico en calorías, 2.700 a 3.000, de fácil digestión, e integrando, si es necesario, vitaminas.

Durante el período de los loquios es conveniente evitar el baño completo, sobre todo si el agua está demasiado caliente, siendo en cambio aconsejable la ducha.

Si la mujer ha dado a luz en una clínica es conveniente que al volver a su casa encuentre una persona, mejor si es íntima, que pueda ayudarla en los quehaceres domésticos. El niño no debe ser continuamente importunado por parientes y amigos, y debe vigilarse si estos están resfriados. También debe ser protegido de los animales domésticos.

La habitación donde viven la madre y el niño debe mantenerse a temperatura cálida (18 °C a 20 °C) y constante, debiendo estar bien aireada incluso por la noche.

La puérpera aprenderá por sí misma el modo de tratar a su hijo, ya que la mejor maestra es la naturaleza. De todos modos es conveniente conocer cuál es el modo más adecuado de coger al niño en brazos. Con una mano se deben coger las piernas, situando la otra y

---

* Actualmente, para evitar complicaciones circulatorias tales como las tromboflebitis, paresias intestinales, trastornos urinarios, etc., se aconseja el levantamiento precoz, es decir, al día siguiente del parto, e incluso el mismo día.

el brazo recorriendo el dorso del recién nacido de modo que al mismo tiempo pueda sujetar la cabeza. No se debe nunca coger al niño por los brazos, ya que con facilidad puede producirse una luxación.

La lactancia

El alimento ideal dispuesto por la naturaleza para el recién nacido es la leche materna, La leche de la mujer corresponde perfectamente por sus características de composición a las exigencias del organismo del niño.

La mujer que amamanta a su hijo encuentra un gran placer moral al poner en práctica esta función fisiológica y es invadida por una gran calma y bienestar sintiendo aumentar en ella el amor por la criatura.

El fenómeno de la producción de la leche se efectúa en dos fases. La primera, durante el embarazo, está caracterizada por el desarrollo y la hiperplasia de las glándulas mamarias, bajo la acción de la progesterona y de los estrógenos que da lugar a la producción del calostro que constituye el alimento del lactante durante los tres primeros días de vida.

La segunda fase, durante el puerperio, se caracteriza por el fenómeno de la subida de la leche por la acción de la prolactina de producción hipofisaria. La secreción de la leche se mantiene durante todo el período de lactancia por la succión del pezón, que mediante un reflejo provoca la formación en la hipófisis de la hormona llamada prolactina. La succión misma determina la salida de la leche a través de los conductos llamados *galactóforos* mediante la aspiración y contracción de los mismos conductos.

La técnica de la lactancia

El recién nacido, durante las primeras 24 horas de vida, no tiene que ser amamantado, pero hay que suministrarle algunas cucharaditas de agua azucarada. Transcurridas las 24 horas, un niño ya puede tomar leche. Es importante procurar que el niño no sólo introduzca en su boca el pezón, sino también la parte de la aréola o círculo mamario en caso de ser alimentado por la madre. De este modo se evita la formación de dolorosas grietas en el pecho. Hay que poner atención también en que la respiración nasal del niño no quede perjudicada por la posición del pecho materno, que debe ser sujetado entre dos dedos. El niño normal tiene una boca muy aplastada, labios robustos y lengua gruesa para poder efectuar perfectamente el acto de la succión. Este succionará espontáneamente, no sólo porque tiene hambre, sino porque la succión le proporciona gran placer.

Para la lactancia existen diversos sistemas: en primer lugar se puede practicar la llamada lactancia a petición, dando el pecho al niño cuando llorando demuestra tener hambre. Pero ya que el niño puede llorar por causas diferentes a la propia necesidad de comer, esta modalidad no es del todo aconsejable.

Es por tanto preferible alimentar al niño a horas fijas. En el segundo día se permiten cuatro tomas con cuatro horas de distancia entre ellas. Desde el tercer día, cuando se inicia la subida de la leche y durante los dos primeros meses se dará de mamar al niño con un intervalo de tres horas. Es preferible seguir un horario a intervalos de tres horas, el primero a las seis de la mañana y el último a las 12 de la noche, dejando 6 horas de reposo nocturno para la madre y el niño.

Desde el tercer mes se suministrarán sólo seis comidas diarias con un intervalo de tres horas y media y desde el quinto mes se reducirá el número a cinco comidas. Para comprobar la cantidad de leche absorbida por el niño, se utilizará el método del doble peso, antes y después de las comidas, con el niño desnudo. Es importante dar al niño los dos pechos, dándole primero el pecho que ha succionado al final de la toma precedente. De este modo el estímulo de la succión será aplicado más frecuentemente y esto favorecerá la duración de la secreción láctea.

La succión no debe superar los 15 minutos entre los dos pechos, ya que de otro modo el niño se cansa inútilmente, pues después de este tiempo no recibe alimento, y lo mismo puede decirse para la madre. La succión excesivamente larga provoca alteraciones, laceraciones en los pezones y grietas. Antes de mamar, la madre deberá lavarse el pezón con agua hervida.

Es conveniente que después de las comidas el niño haga un pequeño eructo. Este eructo puede provocarse inclinando al niño hacia delante y golpeándole ligeramente la espalda.

La leche de la madre no es nunca nociva para el niño; no debe darse, por consiguiente, gran importancia a los análisis que revelen un contenido demasiado alto o demasiado bajo de grasas. A veces existe, de todos modos, una verdadera hipogalactia o disminución de la secreción láctea, que determina un crecimiento deficiente del niño y las consiguientes molestias ocasionadas por el hambre insatisfecha.

En este caso es indispensable la visita del médico que aconsejará una lactancia mixta, añadiendo a la leche del pecho materno algunas comidas hechas con leche oportunamente maternizada o con leche en polvo.

Es fundamental para la técnica de la lactancia mixta que las comidas artificiales se suministren con cucharita y nunca con biberón, ya que de este último la leche sale con gran facilidad, lo que hace que el niño se acostumbre a no succionar para recibir su alimento, dando lugar a que el niño aborrezca el pecho materno.

Algunas enfermedades pueden hacer que la lactancia materna no sea aconsejable para el niño, ya sea porque las condiciones de la madre están debilitadas debido a enfermedades crónicas del riñón y del intestino, tumores o enfermedades cardíacas descompensadas, o para no transmitir infecciones al niño.

Están particularmente contraindicadas la pulmonía y el tifus, la fiebre de Malta, la erisipela y la tuberculosis pulmonar en período activo.

Algunas veces es imposible dar al niño la leche materna debido a causas locales como malformaciones de los pezones maternos o de la boca del niño (labio leporino, palatosquisis).

Normas higiénicas para la madre

A menudo, la madre que amamanta a su hijo puede continuar hábitos de trabajo o sus necesidades laborales, siempre que esto no le ocasione un excesivo cansancio. También los deberes sociales pueden permitirse, siempre que se respete la regularidad de las comidas del niño. Es conveniente abstenerse de hacer deporte y disponer de ayudas para efectuar los quehaceres domésticos, especialmente si se tienen más niños.

La alimentación de la madre debe de ser muy sana y abundante. Es indispensable, considerando la pérdida de unas 700 calorías diarias a través de la leche, recobrar esta pérdida con un dieta suficiente. Es útil ingerir por lo menos un litro de leche al día o una buena cantidad de productos lácteos frescos por su elevado contenido en calcio. Hay que tomar suficientes proteínas y también se deben ingerir muchos zumos de frutas así como verduras frescas. Pueden también suministrarse preparados polivitamínicos.

Es aconsejable evitar las comidas irritantes o que no presenten la frescura suficiente, ya que cualquier molestia intestinal provoca una disminución de la secreción láctea. Por tradición no se aconseja suministrar a la madre algunas hortalizas como espárragos, coles, ajo y cebolla, ya que, según parece, dan un sabor desagradable a la leche.

La mujer que da de mamar a su hijo no tendría que fumar, porque la nicotina pasa a la leche e intoxica al delicado organismo del niño. También las bebidas alcohólicas deben ser evitadas, como máximo se puede tomar un vaso de vino en cada comida.

Antes de tomar cualquier medicina es indispensable consultar a un médico para que dé los consejos oportunos, evitando que la medicina misma pueda ser nociva tanto para la madre como para el niño.

Las enfermedades del puerperio

El puerperio había sido siempre un período complicado para la madre reciente por la notable mortalidad que en él se ocasionaba, aunque afortunadamente hoy los medios técnicos y el avance científico han permitido casi anular el peligro.

La infección puerperal

La infección puerperal representa una forma gravísima de infección que antaño ocasionaba numerosas víctimas. En el siglo pasado el doctor Smmelweis intuyó que era una enfermedad contagiosa. Fue posible, en consecuencia, mediante oportunas normas de asepsia, disminuir notablemente la mortalidad de las puérparas. Hoy en día, gracias a la terapéutica antibiótica, la mortalidad por infección puerperal queda reducida casi a cero.

La infección puerperal es causada por gérmenes, como el estafilococo y el estreptococo. El poder agresivo de estos gérmenes está relacionado con su número y con su capacidad para penetrar en el organismo de la mujer y multiplicarse en él. Tal agresividad del germen es decisiva, ya que de esta depende la posibilidad de que cualquier infección localizada se transforme en una infección tan importante como la puerperal.

En condiciones de normalidad, la mujer se defiende del ataque de los gérmenes impidiendo que se conviertan en patógenos gracias a la presencia en la vagina de un bacilo conocido con el nombre de *bacilo vaginal de Döderlein*. Este bacilo tiene la capacidad de formar ácido láctico a partir del glucógeno presente en las células de la vagina y, por tanto, puede crear un ambiente ácido extraordinariamente desfavorable para la vida y multiplicación de otros gérmenes.

Al desarrollo de los gérmenes, la mujer opone también factores generales de resistencia, que son favorecidos por el estado de nutrición y de perfecta salud con que la mujer embarazada debe llegar al parto. En la mucosa uterina, ya profundamente alterada por los traumas debidos a la expulsión de la placenta, se desarrolla una verdadera batalla entre los gérmenes que tienden a invadir el útero y los leucocitos que tienden a limitar su invasión y a exterminarlos.

El primer estadio de la infección está localizado, por tanto, en la mucosa y se caracteriza por el aumento de la temperatura, la taquicardia, es decir, el aumento del número de las pulsaciones cardíacas, por el dolor vivísimo que se provoca por la presión en el útero y por el olor nauseabundo de los loquios.

Cuando las resistencias del organismo y la terapéutica eventualmente instaurada no consiguen bloquear los gérmenes, estos penetran en el músculo uterino y pueden llegar hasta la serosa. En este caso tenemos una gravísima complicación constituida por la peritonitis que puede ser mortal para la mujer.

Si los gérmenes penetran en la sangre se producirá con gran facilidad una tromboflebitis, ya sea a nivel de las venas de la pequeña pelvis como de la vena femoral.

Algunas veces, por las graves condiciones de energía de la mujer, los gérmenes se multiplican en la sangre con el desarrollo de la gravísima *sepsis puerperal*, que puede conducir a la muerte en breve tiempo.

La infección puerperal puede permanecer localizada en el aparato genital afectando a las trompas y a los ovarios y determinando la esterilidad; también puede invadir los ligamentos hasta la pelvis.

Dada la gravedad de este síndrome, que puede de todos modos ser dominado con los medios quimicoterapéuticos modernos, es indispensable controlar con cuidado la temperatura de la mujer inmediatamente después del parto y prestar atención al eventual dolor del útero, en su posible aumento de volumen, así como en la disminución de la consistencia y en los caracteres de los loquios.

Las hemorragias y las enfermedades embólicas

Las hemorragias del puerperio se deben a la escasa retracción del útero después de la expulsión del feto o a la persistencia de restos de la placenta en la cavidad uterina. Hay que administrar en este caso sustancias que provoquen la contracción del útero, pero muy a menudo será necesario una intervención para revisar la cavidad uterina que, de todos modos no debe preocupar a la madre, dadas las condiciones actuales de la técnica obstétrica. La mujer debe poner atención en los caracteres de los loquios, ya que tras los 6 o 7 días posteriores al parto, los loquios deben ser mucho más claros que durante los primeros días. Siempre que no se produzca esta modificación de los caracteres de los loquios, la mujer deberá consultar al médico, que iniciará la terapéutica más oportuna.

Otra grave complicación del parto es la trombosis de las venas de los miembros inferiores. Actualmente se aconseja que la puérpera se levante poco después del parto para impedir que surja esta complicación. También es aconsejable que la mujer conozca los síntomas precoces de la enfermedad, ya que cuanto antes se inicie la terapéutica, tanto más favorable y seguro será el resultado.

Los primeros síntomas son de carácter general: temperaturas leves y ligera taquicardia, pero en seguida se producen ligeros hormigueos y dolores en el miembro afectado. Con su propia mano la mujer podrá advertir fácilmente ligeras diferencias de temperatura con aumento de calor en la parte enferma, que a menudo está edematosa. Es fácil notar el siguiente síntoma: flexionando el pie hacia la pierna se provoca dolor en la pantorrilla. La intervención rápida del médico con los oportunos anticoagulantes impedirá la extensión del proceso y la producción de graves embolias. El resultado más frecuente de esta tromboflebitis es la insuficiencia varicosa de las venas que provoca dolor durante los movimientos de los miembros y a veces graves ulceraciones.

Enfermedades de las mamas

La mujer debería empezar a cuidar sus pechos durante el embarazo, aplicando vaselina en el pezón y en la aréola mamaria y tirando hacia fuera de los pezones cuando estos se encuentren profundamente hundidos. Naturalmente, después del parto es necesario lavar a diario los pechos con agua hervida, utilizando poquísimo jabón; después de cada toma hay que cubrir los pezones con gasas esterilizadas.

Algunas veces, a pesar de haber seguido correctamente todas las instrucciones, si el niño succiona con demasiada energía, es posible que se formen grietas, que son fisuras lineales del pezón. Las grietas son muy dolorosas y pueden sangrar con facilidad; pueden también constituir la puerta de entrada de gérmenes, provocando una infección de la mama. Estas grietas se curan con una cuidadosa higiene. Si se cree oportuno se puede usar durante la lactancia un cubrepezón de plástico o de goma. Es preferible, de todos modos, si no se puede dar de mamar debido a las grietas, extraer la leche mediante sacaleches apropiados y suministrarla al niño con una cucharita, porque debe evitarse la suspensión momentánea de la lactancia del niño, ya que esto podría provocar la detención de la secreción láctea.

Dado el aumento de la circulación sanguínea en las mamas durante la lactancia, es muy fácil que se provoquen infecciones que puedan interesar los vasos linfáticos (linfangitis) o los conductos galactóforos. La linfangitis se manifiesta por un fuerte dolor o por la presencia de estrías rojizas muy superficiales que se irradian desde las mamas hacia las axilas. En general se cura espontáneamente o mediante aplicación de calor.

La inflamación de los conductos galatóforos va acompañada de dolor e hinchazón de las mamas. La leche se presenta mezclada con pus, como se puede apreciar empapando un poco de algodón en esta leche: el pus permanece en la superficie, mientras la leche es absorbida.

Más grave es la mastitis, que origina en la madre la formación de un absceso que algunas veces debe ser abierto para conseguir su total y rápida curación.

Si la infección es ligera, conviene continuar la lactancia, pero si por el contrario presenta cierta importancia conviene suspenderla para evitar que el niño ingiera una cantidad excesiva de gérmenes. En la actualidad es posible mediante la terapéutica antibiótica, curar con gran facilidad estas molestas enfermedades de las glándulas mamarias.

Una mujer sana tiene casi siempre una producción suficiente de leche para su hijo, aunque algunas veces puede resultar insuficiente. Este fenómeno se conoce con el nombre de hipogalactia.

La hipogalactia puede ser primitiva, y en tal caso es debida casi siempre a enfermedades generales de la madre, a un excesivo cansancio, a desnutrición y a una exagerada tensión nerviosa. Pero muy a menudo la hipogalactia es secundaria. En general la causa se debe a una alteración del reflejo mamario-hipofisario que consiste en una insuficiencia de la succión o en la suspensión de la lactancia. Es importante, por tanto, controlar que las mamas sean vaciadas completamente por el niño; si esto no sucede, se debe proceder a exprimirlas. Ello puede efectuarse manualmente del siguiente modo: sosteniendo la mama con una mano, después de colocar una taza debajo de la misma, se debe apretar con la otra mano la aréola mamaria entre los dedos, empujando hacia abajo y hacia el pezón sin estirarlo. Es preferible recoger la leche en un recipiente esterilizado y conservarla en la nevera para poderla suministrar al niño cuando la necesite.

Actualmente existen instrumentos apropiados, llamados «sacaleches», de los que ya hemos hablado, para exprimir las mamas.

Cuando se padezca una verdadera hipogalactia o después de un parto gemelar, siendo la leche de la madre manifiestamente insuficiente para nutrir al niño, es necesario recurrir a una lactancia mixta, intentando siempre suministrar la mayor cantidad posible de leche materna.

Un caso frecuente contrario a la hipogalactia es la excesiva secreción de leche, que puede llegar incluso a los tres litros. En este caso se pueden producir endurecimientos en la glándula con una ingurgitación mamaria muy dolorosa para la madre y que puede obstaculizar la succión del niño. Conviene en estos casos proceder al vaciamiento manual o mecánico de la mama. Casi siempre la secreción láctea se normalizará y no se tendrá necesidad de recurrir a una terapéutica médica inhibidora de la secreción láctea.

Como ya hemos dicho, transcurridos 30 o 40 días desde el parto aparece una pérdida de sangre llamada mesillo, que es considerada como la primera menstruación. Después de esto es frecuente, sobre todo en la mujer que amamanta, que las menstruaciones no aparezcan durante un largo período, que puede durar incluso seis meses. Esta amenorrea no debe ser motivo de preocupación excesiva, porque se debe a los desequilibrios hormonales causados por la nueva función de la lactancia, que implica un esfuerzo general de todo el organismo, y sobre todo de la hipófisis.

Es importante saber que durante este período de amenorrea la mujer puede a veces ser fecundada, mientras que, por el contrario, se pueden tener menstruaciones sin la correspondiente ovulación.

En lo que concierne a las relaciones sexuales, es aconsejable la abstinencia durante los dos primeros meses del puerperio, y ello también para evitar un segundo embarazo.

Si la mujer queda encinta durante la lactancia y sus condiciones de salud son satisfactorias, puede continuar suministrando leche a su hijo durante tres o cuatro meses por lo menos.

El destete

Por destete se entiende comúnmente *separación,* es decir, el alejamiento del lactante del seno materno. El lactante empieza el destete en el momento en que ingiere una comida entera de alimento artificial en sustitución de una mamada del pecho materno. De todas formas, es necesario precisar que existe un «primer destete», que es aquel paso de la leche materna a la artificial, y un «segundo destete» que es el paso de una alimentación líquida, exclusivamente basada en la leche, a una alimentación semi-sólida o incluso sólida, en la cual se han introducido ya distintos alimentos como verdura, fruta, carne, etc. El niño amamantado con el pecho, vive el momento de la mamada como un conjunto de sensaciones agradables ofrecidas, no sólo a través del seno materno, considerado el centro del placer, del «bien» o de la buena visión, sino también por un conjunto de hechos y sensaciones como la succión misma, el calor y el abrazo materno, la serenidad y la satisfacción de la saciedad, pero, sobre todo por el rostro materno, su continua presencia y afirmación que le ofrecen beneficios. Con el destete todo este mundo idílico se acaba, el calor del abrazo materno es sustituido por la fría poltrona y el placer de la succión, del pecho o del biberón, es sustituido por la cuchara. Se comprende, pues, como este problema ha despertado opiniones tan distintas y antagónicas, ya sea en cuanto a su significado o en cuanto al modo o al momento más adecuado para interrumpir todas estas agradables sensaciones relacionadas con la succión. Efectivamente, el destete es una crisis, una crisis inevitable definida también como «separación de la madre»; entonces ¿cuál será el momento más apropiado para iniciarlo? Un aspecto resulta fundamental, y en él están de acuerdo todos los pediatras: el cambio en la alimentación deberá efectuarse lo más progresivamente posible, de un modo gradual, de forma que la separación de este mundo de ensueño se produzca de un modo natural, sin ninguna imposición por parte de la madre.

ESQUEMA DEL DESTETE

3.er mes

 6 horas: leche + crema de arroz
10 horas: leche + fruta
14 horas: papilla salada
18 horas: leche + crema de arroz
22 horas: leche

4.º mes

 6 horas: leche + galleta sin gluten
10 horas: papilla salada + fruta
14 horas: leche + galleta sin gluten
18 horas: papilla salada + fruta
22 horas: leche

5.º mes

 7 horas: leche + galletas
12 horas: papilla salada + fruta
16 horas: merienda con yogurt o fruta o té + galletas
20 horas: papilla salada + fruta

El destete es una emancipación

Aunque si el destete es realmente, desde el punto de vista psicológico, un trauma para el niño, es también, al mismo tiempo, una separación necesaria, una primera separación que le permite crearse su pequeña autonomía con respecto a la madre y entrar decididamente en el mundo. Pero además de una necesidad de «emancipación» psicológica, el destete es también una necesidad para el crecimiento. A pesar de que la leche sea un alimento «completo» porque contiene todas las sustancias indispensables para el organismo, después de una cierta edad, esta por sí sola ya no resulta suficiente y es, en parte, sustituida por alimentos ricos en sustancias que son necesarias para el crecimiento del niño. Tales sustancias son, sobre todo, las *proteínas* que están contenidas en la carne, el pescado, en los huevos, en los cereales y en las legumbres; los *hidratos de carbono* en que son ricos el pan, la pasta, la miel, el azúcar, las galletas y las mermeladas; las *grasas*, en gran parte contenidas en la mantequilla, el aceite y los quesos; y las *sales minerales,* como el calcio, el cobre, el hierro, el fósforo, y el potasio que se encuentran, en la leche, el huevo y el hígado.

Los problemas prácticos del destete

El sabor

Es quizá el primer problema que se presenta: de hecho, para el niño, después de haberse alimentado durante meses sólo de leche, todo lo que no es leche es «malo». Es aconsejable, pues, insistir durante algunos días con dulzura pero, al mismo tiempo, con decisión y firmeza y si después de algunos días continúa rechazando la papilla salada, entonces se podrá añadirle una cucharadita de miel para endulzar su sabor. Será luego necesario, cuando la papilla haya sido aceptada, ir eliminando gradualmente la miel que disfraza el sabor. No se desanime al primer rechazo y no recurra a la leche; si ha iniciado el destete es necesario proceder con decisión y sin miramientos, aunque sea lentamente.

La consistencia

El pequeño no solamente se encuentra en la boca con un mejunje que no sabe a nada o que tiene un desagradable sabor, sino que además la «papilla» nueva es también espesa, pegajosa y cuesta de tragar. De hecho, también la consistencia ha cambiado: de la consistencia líquida o fluida de la leche, que se bebía, se pasa a una papilla que se debe tragar con la cuchara. Los problemas relacionados con este aspecto se pueden superar intentando que las primeras papillas sean más bien líquidas.

Proceder lentamente

Cuando se introduce un alimento nuevo, se debe intentar suministrarlo lentamente y de un modo gradual, de forma que el aparato digestivo del niño se acostumbre al nuevo alimento. Por ejemplo, si se le suministra yema de huevo, se le dará en media cucharadita, luego, dentro de un par de días se pasará a una cuchara y así hasta alcanzar la dosis establecida. Una regla importante, que deberá tener siempre en cuenta, es que las cosas «desagradables» para el niño, como la cuchara o un sabor nuevo, deberán darse siempre al principio de la comida cuando el niño tiene más apetito y está más dispuesto a comer de todo. Por lo tanto, primero lo «malo» (cuchara, gusto nuevo) y luego «lo fácil» o lo «agradable» (biberón, papilla de fruta). Otro consejo para facilitar el destete es el de habituar al niño a la cuchara y a otros sabores distintos que el de la leche, suministrándole algunas gotas de cualquier alimento con la cuchara, a partir ya de los primeros días de vida. Por ejemplo, a los veinte días ya se le puede suministrar tranquilamente zumo de manzana, preparado rayando una manzana y metiendo la pulpa obtenida en un colador o en un trapo limpio que luego se exprimirá con las manos hasta obtener el jugo. Es aconsejable suministrar una cucharadita de zumo todos los días a la misma hora y antes de la comida (por ejemplo a las diez horas), empezado con media cucharadita hasta suministrarle tres. Lo mismo se puede hacer, cuando después de diez días ya tome el zumo de manzana sin dificultad, con el zumo de naranja, rico en vitamina C, y luego añadir, después de otros diez días, una cucharadita de zumo de zanahoria, excelente por su contenido en vitamina E. Como se puede observar, estos son problemas reales con los que nos podemos encontrar durante el período del destete y que para superarlos es preciso acudir, ya sea el consejo del pediatra o, quizá sobre todo, al buen sentido de la madre que viviendo constantemente junto a su pequeño, conocerá de él cada secreto y cada deseo. Con su seguridad y su sonrisa que consolará cualquier pena del pequeño, le ayudará a superar el primer gran obstáculo de su vida encaminándolo a proceder como es debido.

Cuándo iniciar el destete

Generalmente, el destete debería iniciarse al cumplir el niño el tercer mes. Después de esta fecha, será el pediatra, después de haber visitado al niño, quien escogerá la composición de la primera papilla y quien la enriquecerá con uno u otro alimento. Una vez que se haya iniciado el destete, es necesario proceder despacio y prestando atención para que no surjan problemas, como diarrea, vómito o manchas extrañas en la piel, síntomas estos de que cualquier alimento ha sido suministrado al niño demasiado deprisa o en cantidad excesiva o también de que el alimento no se ha mezclado y homogeneizado como es debido. Es aconsejable, por lo tanto, empezar con cantidades de papilla muy reducidas. No deberá olvidarse sobre todo, la paciencia por parte de la madre y la capacidad de comprender y favorecer los diversos gustos. Hay niños que se enojan esperando el alimento entre una y otra cucharadita; niños que no comen y pierden el apetito si la madre les llena la boca sin dejarles apenas respirar; mientras unos quieren la papilla espesa, otros la prefieren más líquida, y otros se dan cuenta en seguida de la presencia de cualquier alimento poco agradecido en su papilla. En este caso, no desista, elimine el alimento desagradecido, para volverlo a introducir en la papilla cuando el niño se haya olvidado de este. En según qué ocasiones, el niño se entusiasma, además de por el sabor, por el color y el aspecto de su comida; entonces intente contentarlo todo lo posible. Recuerde que las papillas saladas son, en un principio, las más desagradables, por lo que es aconsejable prepararlas sin sal y, si las prueba y parecen sosas, tenga presente que los niños hasta los seis meses de edad tienen las papilas gustativas de la lengua muy poco desarrolladas y hasta el año de vida el gusto dulce es el preferido. No es aconsejable recurrir de nuevo al biberón o al pecho materno después de un rechazo de la papilla, pues el niño comprendería que puede rechazar tranquilamente el desagradable alimento, gritando o llorando. Fundamental resulta, además, crearle alrededor suyo un ambiente sereno, sin ansias y nerviosismos inútiles, asegurándole, sin embargo, la presencia constante de una sonrisa y gran comprensión.

La primera papilla

La primera papilla debe estar constituida por 200-250 g aproximadamente de caldo de verdura a base de patatas y zanahorias (sucesivamente se podrán añadir calabacines, apio, hierbas, espinacas, etcétera), dos cucharaditas de sémola de arroz, una cucharadita de queso parmesano, una de aceite de maíz (es rico en grasas y no resulta perjudicial) y una cucharadita de papilla de la verdura que se ha utilizado para preparar el caldo. Después de algunos días, cuando el niño ya haya tenido la posibilidad de adaptarse a los nuevos sabores y a los nuevos alimentos, podrá añadir una cucharadita de pollo cocido al vapor, finamente triturado (alrededor de 20 g). Seguidamente, el pollo podrá sustituirse por una o dos cucharaditas de jamón de york bien magro.

La fruta

Después de la papilla salada, es recomendable ofrecer al niño también fruta fresca, indispensable esta por ser rica en vitaminas. Un cuarto de manzana rallada se mezclará con un cuarto de plátano bien maduro chafado con algunas cucharaditas de zumo de ácidos (naranja, pomelo o limón); todo ello se endulzará con una cucharadita de miel y podrá ser suministrado con el «amado» biberón.

Las molestias después de las comidas

Regurgitación, vómito, hipo y diarrea son pequeñas pero fastidiosas, molestias que pueden afectar a los niños después de las comidas, sobre todo durante el destete, período en el cual el aparato digestivo del bebé está sometido a un esfuerzo por la introducción de nuevos alimentos y de nuevos sabores. Con el término *regurgitación* entendemos la expulsión por la boca, durante o en seguida después de la comida, de una cierta cantidad de alimento que todavía no ha llegado al estómago, es decir, que aún no ha sido digerido, o bien que ha permanecido poco tiempo en el estómago y por lo tanto ha sido poco modificado. Dicha molestia, está determinada, por lo general, por una ingestión precipitada del alimento, causada por la glotonería o por el excesivo apetito del niño. Para evitar esto, la madre no debería ser cómplice de la voracidad y rapidez con que el pequeño consume su papilla, sino que esta deberá realizar breves pausas mientras le dé de comer. De todas formas, es necesario que la madre sepa distinguir, por lo que de relevante pueda tener, una regurgitación de un verdadero vómito. Por *vómito* entendemos la expulsión por la boca de alimento procedente del estómago, en el que este ha permanecido durante un cierto tiempo, que por lo general suele estar bastante alejado del de las comidas. Un vómito aislado y que no se repite, no debe ser visto por la madre con preocupación excesiva, pues este será debido a que el niño ha comido demasiado rápidamente o a que el nuevo alimento se le ha suministrado por primera vez y en cantidad excesiva, o bien puede ser debido a un golpe de tos improvisado o a una temporal excitación nerviosa. Sin embargo, si el vómito no es esporádico, sino que se repite en cada comida o bien con una cierta frecuencia, acompañado a la vez de heces líquidas, será necesario entonces acudir al pediatra, puesto que el niño podría estar afectado de cualquier enfermedad infecciosa, o bien ser el principio de una gastroenteritis. Si con la introducción de nuevos alimentos, sobre todo al final de la comida, el pequeño efectúa repetidas eliminaciones de heces líquidas, a la vez con la presencia de espuma o moco y, al límite, con coágulos de sangre y malolientes, las causas de este hecho podrían ser debidas a una enfermedad infecciosa, o bien a una intoxicación, a una violenta emoción o bien a un golpe de frío. También en este caso, si la molestia persistiera, será necesario recurrir al pediatra que le ayudará a resolver el problema. A veces será suficiente sustituir, durante una o dos comidas, la habitual papilla por pequeñas dosis de té diluido o camomila, ambos sin azúcar ni miel, por caldo de zanahorias o por un mucílago de arroz para aportar al intestino la regularidad debida. Después de que las molestias hayan cesado, será necesario una gradual y lenta reanudación de la alimentación precedente. Otra molestia no preocupante, pero sí fastidiosa y muy frecuente en el niño al final de las comidas, es el *hipo*. Este está determinado por la contracción violenta e involuntaria del diafragma. No existen remedios seguros, también la clásica gota de limón en la lengua o tragada con un poco de agua en una cucharadita resulta a veces inútil. Por lo general, será suficiente armarse de paciencia y distraer al niño para que el hipo cese improvisadamente del mismo modo como ha aparecido.

¿El chupete es realmente indispensable?

Es innegable que el chupete puede ser definido como el símbolo del niño y, en efecto, chupar es un acto natural, diríamos fisiológico y necesario para el niño pequeño. Fotografías de fetos en el seno materno, realizadas con avanzadas y sofisticadas técnicas modernas, han evidenciado que ya en la vida intrauterina, el futuro niño, a menudo, se chupa el dedo (concretamente el pulgar) y lo chupa con vigor y aparente satisfacción. Con la succión, el niño se procura un evidente e innegable bienestar y además por medio de las encías y la lengua, que los psicólogos comparan con la mano, este descubre, explora y estudia el mundo en el que vive y que le circunda. Mediante la succión del chupete o el dedo, el niño está tranquilo ya que este hecho, según los estudiosos del tema, representa el cordón umbilical y, por lo tanto, todavía la posesión de la madre. Este período en que el recién nacido y el lactante chupan todo, y todo lo ponen en contacto con la boca, es necesario para su normal desarrollo, y es denominado período de la «fase oral». El empleo del chupete es múltiple y variado; las madres lo utilizan, sobre todo, para que los niños no lloren. Y aquí está realmente el error, porque el llanto no se calma o cesa con el chupete, sino que es un método de comunicación, un recurso de un primitivo lenguaje en vías de desarrollo y que debe ser correctamente interpretado. El pequeño llora porque nadie juega con él y ha sido olvidado en la soledad del parque. ¡He aquí en seguida el chupete! ¿El niño llora desesperadamente porque es la hora de la papilla y tiene hambre? Mientras espera, ¡démosle un poco de chupete! Pero profundizar en la verdadera causa es mejor que recurrir al chupete. El niño tiene necesidad de afecto, de que se le cambien los pañales mojados de pipí, tiene necesidad de que se le tome en brazos, de que lo lleven de paseo; si no atendemos a ello tendremos un niño infeliz pero con el chupete en la boca. Por lo demás, no tenemos nada en contra del chupete, es suficiente que esta costumbre no se prolongue y se mantenga a una cierta edad, que creemos que es la de alrededor de un año.

Un chupete podría, si se mantiene en la boca durante muchas horas al día y durante muchos meses, producir deformaciones en el paladar y en la cavidad dental, que deberían corregirse con «aparatos correctores», caros, y durante los años siguientes. No se debe por lo tanto acostumbrar al niño al chupete que ha sido precedentemente bañado en miel o peor aún en azúcar, por el peligro de caries en los dientes, que acabarían reducidos a «muñones» negruzcos que sobresaldrían de las encías.

Aspectos negativos del chupete

— Deformaciones del paladar y de la cavidad dental.
— Vehículo de infecciones.
— Caries dentales si se le da bañado en miel o azúcar.
— Deglución e ingestión continua de aire y saliva con la posibilidad de «cólicos abdominales».
— Pérdida continua de saliva en la boca.

Aspectos positivos de la succión del dedo

— Siempre está al alcance de... la mano.
— Peligro menor de infección.
— Sabor más agradable.
— Gasto inexistente.

Cuándo suministrar la leche de vaca

Al principio del séptimo mes, el niño debería haber pasado de la leche materna o leche en polvo, a la leche de vaca, es decir a la leche común que se adquiere en los comercios de alimentición. Algunos niños, sin embargo, que durante los primeros meses de vida han sufrido alguna enfermedad en el aparato digestivo, al ingerir leche de vaca pueden presentar un rechazo, con diarreas, dolores abdominales, vómito y adelgazamiento. Los niños que se han alimentado con el pecho se intenta que dejen la leche materna un poco más tarde que aquellos que han sido alimentados con leche artificial. La leche de vaca es, por lo tanto, una leche adecuada para ser suministrada a los niños pero es evidente que deberá experimentar modificaciones en su concentración y en sus componentes para compensar sus faltas o excesos. La leche de vaca es más rica en proteínas y en sales minerales que en azúcares, y diluirla tiene la finalidad de corregir este exceso de proteínas que podrían causar molestias en el niño. La dilución se efectúa con agua hirviendo o con té muy «ligero». Las formas para diluir la leche son diversas y todas ellas válidas, y tienen, además, la finalidad de acostumbrar de un modo gradual el intestino del niño a la nueva leche. El método más utilizado es el de la concentración «progresiva», con la que se inicia el primer día con 50 g de leche y 150 g de agua, para pasar al segundo día, si no se han verificado contraindicaciones, a 60 g de leche y a 140 de agua. Por lo tanto, se aumenta cada día en 10 g la cantidad de leche y se disminuye en 10 g la de agua, para alcanzar después de algunos días, los valores iniciales invertidos, es decir, 150 g de leche y 50 g de agua.

Esta última concentración deberá suministrarse durante algunos meses, siempre teniendo en cuenta el consejo del pediatra. La leche de vaca, sin embargo, diluida de esta forma, sufre un empobrecimiento progresivo de algunos importantes elementos como los azúcares (hidratos de carbono) que deberán, por ello, añadirse. Se añadirá crema de arroz y miel (una cucharadita) o bien galletas o biscotes.

Los nuevos alimentos después del destete

Fideos finos. Al quinto-sexto mes se pueden introducir en la alimentación del lactante sémola o fideos finos. Estos últimos, al principio serán muy finos y luego, al salirle los dientes, más gruesos, aunque convendrá que se haga de una forma gradual y progresiva.

Huevo. Es preferible suministrarlo crudo, o bien, solamente la yema un poco calentada, que es rica en vitamina A y D, y además contiene complejo vitamínico B y hierro, cobre, calcio, fósforo y azufre. La clara del huevo a veces no es muy aceptada por el niño, provocando, debido a una determinada proteína, reacciones alérgicas como urticaria, vómito, diarrea y erupciones en la piel. Es por lo tanto aconsejable suministrarla lo más tarde posible, aproximadamente al año de edad. La yema se puede consumir a la *coque* o cruda en la papilla (1-2 cucharaditas) o bien para la merienda batida con la miel y con jugo de naranja y galletas.

Queso. Son preferibles los frescos y magros, es decir, que contengan pocas grasas, como el requesón de vaca. Además, es fundamental por su valor altamente nutritivo el de Parma.

Pescado. Resulta muy útil para la alimentación del niño por ser rico en fósforo y yodo. Naturalmente será preferible el pescado fresco, pero si no es posible conseguirlo se puede consumir con tranquilidad el pescado congelado, aunque una vez adquirido, incluso teniéndolo en el frigorífico, deberá comerse entre las 24-48 horas. Aconsejamos, pues, para empezar, los pescados magros: merluza y lenguado. Se puede dar también trucha, dorada o lubina.

Los problemas de la dentición

El primer diente que aparece en la boquita del lactante surge entre el sexto y el octavo mes. Por lo general es uno de los dos incisivos centrales inferiores, es decir, uno de los dos dientecitos que están abajo en el centro de la boca. Sin embargo, no debe resultar una preocupación si el primer diente aparece en el tercero o el decimosegundo mes. Por lo general, la época de aparición del primer diente está relacionada con factores hereditarios; es decir, la cronología en la aparición de los dientes es la misma que la de los hermanos y padres y si, por casualidad, a los trece meses el niño no tiene ni un solo diente, ello no significará que le falte calcio.

También el orden de aparición de los dientes, a veces, es un hecho totalmente personal. Puede, por lo tanto, darse el caso en que aparezca primero el diente superior que el inferior, como suele suceder a la mayoría de los niños.

Las molestias de la dentición

También la forma de reaccionar ante el hecho de la dentición es un factor del todo personal. Existen casos en que al niño le crecen todos los dientes, desde el primero al último, sin que los padres observen nada anormal en él, mientras que otros padres se dan cuenta de que, durante ese período, el niño está nervioso, pasa la mayor parte de la noche llorando, no come y tiene incluso un poco de fiebre. Puede suceder también que coja la manía de morder todo aquello que encuentre. De hecho, la incomodidad o incluso el dolor localizado en las encías, es decir, en una zona en que hasta entonces era sólo una fuente de placer, puede ocasionar impaciencia al niño.

Es necesario, por lo tanto, armarse de mucha paciencia y vigilar que el nuevo diente haga su aparición.

Consideraciones finales

Muchas madres, debido, la mayoría de las veces, a creencias populares, relacionan la dentición a todo tipo de enfermedad que pueda afectar durante los primeros años de vida al niño. Digamos, que la pérdida de peso, la diarrea, la tos o la fiebre alta no son provocados por la aparición de los dientes, pero esta puede ocasionar

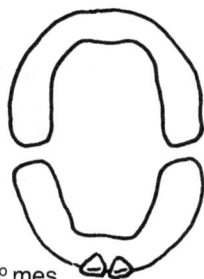

6.º-7.º mes
2 dientes

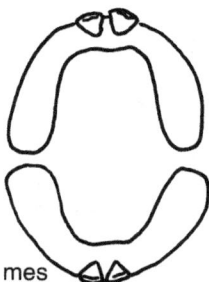

8.º-9.º mes
4 dientes

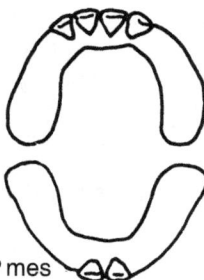

10.º-12.º mes
6 dientes

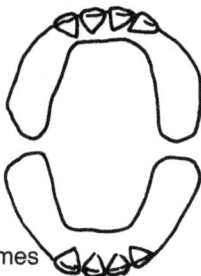

13.º-14.º mes
8 dientes

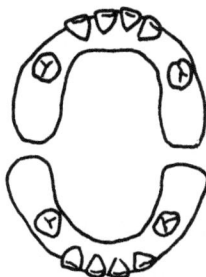

18.º mes
12 dientes

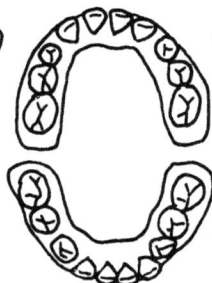

24.º mes
16 dientes

36.º mes
20 dientes

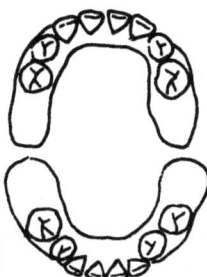

La dentición en los primeros tres años de vida

una disminución de las defensas orgánicas que facilite la aparición de estos síntomas durante ese período. Hemos dicho ya que durante la dentición, el niño tiene la necesidad de morder y, de hecho, todo se lo mete en la boca y lo mordisquea con furor. Es bueno darle algo que pueda masticar, que sea de goma, siempre y cuando no se trate de objetos sucios o peligrosos, es decir, que presenten asperezas que podría tragarse y perjudicarle. Su necesidad de morder es debida al hecho de que el niño siente las encías calientes, irritadas, vivas, y nota una profunda molestia en la boca. Para calmar este fastidio conviene realizar unos suaves masajes con cubitos de hielo o miel. Por otro lado, este impulso por morder representa la conquista del proceso de masticación.

Durante toda la fase de la dentición es necesario que la alimentación del niño sea equilibrada y rica en proteínas, hidratos de carbono, grasas, sales minerales y vitaminas. De notable importancia son todas las vitaminas en general, y la vitamina D en particular, ya que permite la penetración del calcio y del fósforo en los huesos y en los dientes. Fundamentales resultan también, para una buena dentición, los rayos ultravioletas del sol, incluso también del ligero sol de invierno de las grandes ciudades.

www.ingramcontent.com/pod-product-compliance
Lightning Source LLC
Chambersburg PA
CBHW070809280326
41934CB00012B/3129